Gloria Herler

Trachealkanülenmanagement beim Erwachsenen

AF144314

Gloria Herler

Trachealkanülenmanagement beim Erwachsenen

Relevanz in der Atemphysiotherapie

Reihe Humanwissenschaften

Impressum / Imprint

Bibliografische Information der Deutschen Nationalbibliothek: Die Deutsche Nationalbibliothek verzeichnet diese Publikation in der Deutschen Nationalbibliografie; detaillierte bibliografische Daten sind im Internet über http://dnb.d-nb.de abrufbar.

Bibliographic information published by the Deutsche Nationalbibliothek: The Deutsche Nationalbibliothek lists this publication in the Deutsche Nationalbibliografie; detailed bibliographic data are available in the Internet at http://dnb.d-nb.de.

Coverbild / Cover image: www.ingimage.com

Verlag / Publisher:
AV Akademikerverlag
ist ein Imprint der / is a trademark of
OmniScriptum GmbH & Co. KG
Heinrich-Böcking-Str. 6-8, 66121 Saarbrücken, Deutschland / Germany
Email: info@akademikerverlag.de

Herstellung: siehe letzte Seite /
Printed at: see last page
ISBN: 978-3-639-78648-4

Inhaltsverzeichnis

Abkürzungsverzeichnis

FiO_2	inspiratorische Sauerstoffkonzentration
HME	heat and moisture exchanger
IMT	inspiratorisches Atemmuskeltraining
MEP	maximal expiratory pressure
MIP	maximal inspiratory pressure
$PaCO_2$	arterieller Kohlendioxidpartialdruck
PaO_2	arterieller Sauerstoffpartialdruck
PCF	peak cough flow
PDT	perkutane dilatative Tracheotomie
PEEP	positive end-expiratory pressure
PEF	peak expiratory pressure
PEP	positive expiratory pressure
VC	Vitalkapazität

Zusammenfassung

Hintergrund: Durch die Zunahme der Tracheotomie / Tracheostomie im intensivmedizinischen Bereich stehen AtemphysiotherapeutInnen zunehmend vor der Herausforderung, sich in der Betreuung von PatientInnen mit künstlichem Luftweg einzubringen und zu professionalisieren. Somit ergibt sich folgende Fragestellung: Was kann die kardiorespiratorische Physiotherapie zum Trachealkanülenmanagement beim Erwachsenen beitragen?

Arbeitshypothese: Im Rahmen der Betreuung von PatientInnen mit künstlichem Luftweg spielt die kardiorespiratorische Physiotherapie im Bereich Trachealkanülenmanagement eine zentrale Rolle.

Methodik: Die Masterthesis ist als eine Übersichtsarbeit aufgebaut. Die Literaturrecherche schließt internationale Literatur aus Datenbanken wie Pubmed und Google scholar und fachspezifische deutsch- und englischsprachige Literatur aus der medizinischen Universitätsbibliothek Graz ein.

Ergebnisse: In der vorliegenden Arbeit werden sowohl einleitende Grundlagen zur Thematik Tracheotomie / Tracheostomie als auch mögliche Komplikationen und diverse Arten von Trachealkanülen näher erläutert. Im Weiteren folgen relevante Aspekte zu den Themen Cuffdruckmanagement, Atemgasklimatisierung, Möglichkeiten der Kommunikation mit der Trachealkanüle, sowie Sekretmanagement und endotracheales Absaugen. Weiters werden Aspekte der kardiorespiratorischen Physiotherapie zum Auflassen eines Tracheostomas angeführt. Am Ende der Arbeit wurde ein mögliches Schulungsprogramm und Eingriffskonzept für die kardiorespiratorische Physiotherapie ausgearbeitet.

Schlussfolgerung: Es wurden, vor allem aus der Sicht der kardiorespiratorischen Physiotherapie, zu wenig randomisierte kontrollierte Studien zu dieser Thematik gefunden. Dennoch kann die Atemphysiotherapie bedeutende Beiträge in verschiedenen Teilbereichen im Trachealkanülenmanagement leisten.

Schlüsselwörter: Trachealkanülenmanagement, kardiorespiratorische Physiotherapie, Tracheostomie / Tracheotomie, künstlicher Luftweg, Sekretmanagement

Abstract

<u>Background:</u> Due to the increase in tracheotomy / tracheostomy in intensive care, cardiorespiratory physiotherapists are increasingly faced with the challenge of participating and professionalizing in the care of patients with artificial airway. Thus, the question arises: To which extent can cardiorespiratory physiotherapy contribute to the management of tracheal cannulas in adults?

<u>Hypothesis:</u> Within medical care of patients with artificial airway, cardiorespiratory physiotherapy plays a central role in the management of tracheal cannulas.

<u>Methods:</u> This masterthesis is structured like a review paper. The literature search includes international literature databases such as PubMed and Google scholar and subject-specific German- and English-language literature from the Medical University Library of Graz.

<u>Results:</u> In the present paper both introductory basics on the subject of tracheotomy / tracheostomy as well as possible complications and various types of tracheal cannulas are explained in detail. In addition, relevant aspects of cuff pressure-management, airway humidification and possibilities of communication with the tracheal cannula are discussed. The chapter airway secretion management includes special airway clearance techniques, management of inhalation and endotracheal suctioning. Then, contributions of cardiorespiratory physiotherapy are presented for decannulation. In the final chapter, a possible training program and engaging concept for cardiorespiratory physiotherapy is presented.

<u>Conclusion:</u> In the course of literature search, too few randomized controlled trials from the perspective of cardiorespiratory physiotherapy were found on this subject. Nevertheless, respiratory physiotherapy can contribute significantly to the management of tracheal cannulas.

<u>Key words:</u> management of tracheal cannulas, cardiorespiratory physiotherapy, tracheostomy / tracheotomy, artificial airway, airway clearance

1.   Einleitung

Durch die Zunahme langzeitintubierter PatientInnen spielt die Tracheotomie / Tracheostomie heute vor allem im intensivmedizinischen Bereich eine zentrale Rolle (1, 2).

Häufige Indikationen für eine Tracheotomie / Tracheostomie findet man sowohl im HNO-Bereich als auch bei chirurgischen Eingriffen im Mund- und Kieferbereich (3).

PhysiotherapeutInnen sind im intensivmedizinischen Bereich in der Behandlung von kritisch kranken PatientInnen involviert. Ihre Tätigkeiten in diesem Bereich umfassen sowohl bewegungstherapeutische Aspekte als auch atemphysiotherapeutische Maßnahmen. Dennoch zeigen Umfragen und Studien, dass in Europa im atemphysiotherapeutischen Bereich spezialisierte PhysiotherapeutInnen nur lokal ausgebildet sind (4).

In dieser Arbeit wird das Trachealkanülenmanagement beim Erwachsenen im intensivmedizinischen Bereich aus Sicht der kardiorespiratorischen Physiotherapie näher erläutert.

In vielen Instituten obliegt das Trachealkanülenmanagement dem ärztlichen und pflegerischen Personal. Durch die zunehmende Spezialisierung der Physiotherapie auf kardiorespiratorischer Ebene sollte auch AtemphysiotherapeutInnen die Möglichkeit geboten werden, sich in diesem speziellen Bereich zu etablieren.

Die Arbeitshypothese der vorliegenden Masterthesis lautet wie folgt: Im Rahmen der Betreuung von PatientInnen mit künstlichem Luftweg spielt die kardiorespiratorische Physiotherapie im Bereich Trachealkanülenmanagement eine zentrale Rolle.

Es ergibt sich somit folgende Fragestellung: Was kann die kardiorespiratorische Physiotherapie zum Trachealkanülenmanagement beim Erwachsenen beitragen?

Grundlage der Masterthesis ist eine ausführliche Literaturrecherche über den Zeitraum von Juni 2013 bis April 2014. Bevorzugt wurde internationale Literatur aus Datenbanken wie Pubmed und Google scholar und fachspezifische deutsch- und englischsprachige Literatur aus der medizinischen Universitätsbibliothek Graz.

Es wurden im Allgemeinen folgende Suchbegriffe verwendet: tracheostomy tube, tracheal cannula, stoma care, percutaneous tracheotomy, surgical tracheostomy, complications, humidification, manual hyperinflation, mechanical hyperinfaltion, cough assist, airway clearance, critically ill patient, chest physiotherapy, suction, artificial airway, decannulation, IMT, maximal inspiratory pressure, maximal expiratory pressure, peak expiratory flow, weaning.

2. Begriffsdefinitionen

Tracheostoma: *„Die durch eine Tracheotomie geschaffene Öffnung der Luftröhre nach außen."* (5)

Tracheotomie, Tracheostomie: *„Im angloamerikanischen Schrifttum ist mit »tracheostomy« und »tracheotomy« in der Regel dasselbe chirurgische Verfahren gemeint. Gemäß der griechischen Wortwurzeln wird, soweit möglich, zwischen »Tracheostomie« (= Anlage eines epithelisierten Tracheostomas) und »Tracheotomie« (= Anlage eines Luftröhrenschnitts) differenziert. Genau genommen stellt die Tracheostomie eine Unterform der Tracheotomie dar."* (6)

Tracheotomie: *„Operative Eröffnung der Luftröhre im vorderen Halsbereich mit anschließender Kanülierung der Trachea."* (5)

Tracheostomie: *„Chirurgische Technik, bei der die Haut mit der Vorderwand der Trachea vernäht wird, um einen permanenten Luftweg zu schaffen."* (5)

Perkutane Tracheotomie: *„Perkutanes Einführen einer Kunststoffkanüle zwischen den Trachealringen (2-4) in die Luftröhre."* (5)

Koniotomie: *„Die Koniotomie (=Krikothyreotomie) bezeichnet die chirurgische Durchtrennung des Ligamentum conicum (=Ligamentum cricothyroideum), das sich zwischen Schild- und Ringknorpel des Larynx aufspannt. Da in diesem Bereich der Atemweg der Haut am nächsten kommt, kann dieser mit der Durchtrennung dieses Ligaments sehr schnell, sicher und komplikationsarm eröffnet und gesichert werden. Dies kann auf chirurgischem Weg oder mit Hilfe eines an die Seldinger-Technik angelehnten Nadel-Katheter-Systems auf »nichtchirurgischem« Weg erfolgen."* (7)

Sofern nach der Notfalltracheotomie ein künstlicher Luftweg bestehen muss, ist ein weiterer Eingriff und eine Anlage eines Tracheostomas im Sinne einer PDT oder chriurgischen Tracheostomie erforderlich (8).

3.　Überblick Anatomie

Für die Tracheotomie / Tracheostomie relevante Anatomie – Hals

Die Halsfaszien (Fascia cervicalis) bilden drei Blätter, das oberflächliche Blatt (Lamina superficialis), das mittlere Blatt (Lamina praetrachealis) und das tiefe Blatt (Lamina praevertebralis) (9).

Die ventrale Halsmuskulatur besteht aus den Mm. sternocleidomastoidei und der infrahyoidalen Muskulatur (gerade Halsmuskulatur) (9).

Der Larynx liegt in etwa auf Höhe des 5. - 6. Halswirbels (10, 11).

Die Seitenlappen der Schilddrüse (Glandula thyroidea) liegen lateral am Cartilago thyroidea (Schildknorpel) des Larynx. Der Isthmus (Mittellappen) der Schilddrüse liegt ventral der Trachea im Bereich der 2. - 4. Trachealspange (12).

Die für die Tracheotmie / Tracheostomie relevante Gefäßsituation sind Arterien und Venen der Glandula thyroidea, Arterien der Trachea, und der nahe liegende Truncus brachiocephalicus (10).

Der Atemtrakt

Die Nase mit den Nasennebenhöhlen und der Pharynx bilden die oberen Atemwege. Die unteren Atemwege bestehen aus Larynx, Trachea und der Lunge. Die Epiglottis (Kehldeckel) des Larynx schließt den Eingang in die Luftwege beim Schluckvorgang und vermeidet eine Aspiration. Die weitere Funktion des Larynx ist die Stimmbildung (13).

Die Trachea hat eine Länge von 10 - 12 cm und wird in zwei Abschnitte, der Pars cervicalis und der Pars thoracica, eingeteilt (11). Die Trachea ist aus 16-20 hufeisenförmigen Knorpelspangen, den Cartilagines tracheales, aufgebaut. Die knorpelfreie Rückwand der Trachea besteht aus der Paries membranaceus und dem M. trachealis. Die Knorpelspangen sind untereinander mit den Ligg. anularia verbunden. Am oberen Ende der Trachea liegt der Ringknorpel, der sogenannte Cartilago cricoidea, der auch gelenkig mit dem Schildknorpel (Cartilago thyroidea) verbunden ist. Das untere Ende der Trachea besteht aus der Bifurcatio tracheae (Luftröhrengabelung) mit der Carina tracheae, wo der rechte und linke Hauptbronchus (Bronchus principalis dexter und sinister) hervorgeht (14). Der rechte Hauptbronchus teilt sich weiter in drei Lappenbronchien (Bronchi lobares). Der linke Hauptbronchus teilt sich in zwei Lappenbronchien und in die Lingula. Die Lappenbronchien teilen sich weiter in Segmentbronchien (Bronchi segmentales) auf (11). Die weitere Aufteilung erfolgt in Subsegmentbronchien, Bronchioli, Bronchioli terminales, Bronchioli respiratorii, Ductus alveolaris und Sacculi alveolares. Die Alveolen sind ab den Bronchi respiratorii zu finden. Ab diesem Teil findet der Gasaustausch statt (15).

Die Trachea ist im Inneren mit der Tunica mucosa ausgekleidet. Das Epithel der Trachea und Bronchien enthält Zellen, die mit Flimmerhaaren besetzt sind. Die Flimmerhaare schlagen Richtung Larynx, um den Abtransport von Fremdkörpern zu gewährleisten (11).

Atemmuskulatur

Die inspiratorisch wirksame Muskulatur besteht aus den Mm. scaleni, Mm. intercostales externi, Mm. intercartilaginei, Mm. serrati posteriores superiores und dem Diaphragma. Die exspiratorisch wirksame Muskulatur besteht aus den Mm. intercostales interni, M. transversus thoracis und M. subcostalis. Weiters dient die Rumpf-Arm-Muskulatur und die Bauchmuskulatur als Atemhilfsmuskulatur (16). Das Diaphragma ist der wichtigste Atemmuskel und wird vom N. phrenicus (Plexus cervicalis C3-5) innerviert. Das Diaphragma besteht prinzipiell aus drei Teilen: Pars costalis, Pars lumbalis und Pars sternalis. Die Mitte des Diaphragmas bildet das Centrum tendineum, welches die Durchtrittspforte der Vena cava bildet. Die Pars lumbalis bildet die Durchtrittspforten des Ösophagus und der Aorta. Durch die Kontraktion in der Inspiration flachen die Zwerchfellkuppeln ab, was zur Erweiterung des Thoraxvolumens nach unten führt (17).

4.   Die Tracheotomie / Tracheostomie

4.1.   Allgemeines

Im Vergleich zur prolongierten Intubation zeigt sich vor allem im Bereich des Weanings bei tracheotomierten PatientInnen ein durch den reduzierten Totraum geringerer Atemwegswiderstand. Folglich ergibt sich eine geringere Atemarbeit in Spontanatemphasen. PatientInnen mit Endotrachealtubus werden in Spontanatemphasen zwar über eine sogenannte „Tubuskompensation" unterstützt, was aber dennoch einen erhöhten Kraftaufwand bedeutet (18, 19).

Die Datenlage zeigt weitere Vorteile der Tracheotomie / Tracheostomie in Bezug auf eine Reduktion der Intubationsschäden, Reduktion der Analgosedierung und höheren Patientenkomfort, da Sprache und Nahrungsaufnahme möglich sind (3, 19, 20, 21).

Eine Tracheotomie / Tracheostomie erleichtert die Bronchialtoilette und weitere Maßnahmen im pflegerischen Bereich (19, 22).

Durch eine frühzeitig durchgeführte Tracheotomie / Tracheostomie sind Folgeschäden im oralen Bereich, am Pharynx, Larynx und der Trachea nach einer Langzeitintubation vermeidbar (21, 22). Es gilt vor allem subglottische Stenosen, die durch den Druck des Cuffs am Trachealtubus auf den Ringknorpel entstehen, durch eine frühzeitige Tracheotomie / Tracheostomie zu vermeiden (18).

Über den optimalen Zeitpunkt der Tracheotomie / Tracheostomie konnten in der Literatur keine einheitlichen Standards gefunden werden. Zusammenfassend wird eine Tracheotomie / Tracheostomie empfohlen, wenn mit einer Beatmungsdauer über zehn Tagen gerechnet werden muss (23). Eine randomisierte kontrollierte Studie von Rumbak et al. vergleicht die perkutan dilatative Tracheotomie an 120 PatientInnen während der ersten 48 Stunden nach der Intubation mit einer Tracheotomie nach 14-16 Tagen und konnte eine niedrigere Mortalität in der früher tracheotomierten Gruppe nachweisen. Weiters konnte eine niedrigere Pneumonierate und eine verkürzte Beatmungsdauer in der früher tracheotomierten Gruppe nachgewiesen werden. Die prolongierte Intubation führte weiters zu Schäden im Bereich des Mundraums und des Larynx (24).

4.2.   Tracheo(s)tomieverfahren

Grundsätzlich unterscheidet man die chirurgische Tracheostomie und die perkutan dilatative Tracheotomie.

Eine randomisierte kontrollierte Studie von Silvester et al. verglich über einen Zeitraum von drei Jahren den Outcome der perkutan dilatativen Tracheotomie mit dem der chirurgischen Tracheostomie an 200 PatientInnen (100 PDT, 100 chir. Tracheostomie). Es konnten keine signifikanten Unterschiede in Bezug auf Komplikationsraten und Langzeitfolgen festgestellt werden (25).

4.2.1.   Chirurgische Tracheostomie

Der Eingriff zur Durchführung einer chirurgischen Tracheostomie erfolgt im Operationssaal, wobei bei kritisch kranken PatientInnen der Transport ein zu großes Risiko bedeuten könnte und somit eine perkutan dilatative Tracheotomie am Intensivbett bevorzugt wird (26).

Mit der Anlage eines chirurgischen Tracheostomas wird die Haut mit der Trachealwand vernäht und deshalb als epithelisiertes Tracheostoma bezeichnet (3, 27).

Das chirurgische Tracheostoma ist somit ein stabiles Tracheostoma, und eignet sich zur Langzeitversorgung mit einer Trachealkanüle (27).

Somit zeigt sich ein Vorteil im sicheren Atemweg, der einen Kanülenwechsel erleichtert und dabei den Verlust des Atemwegs vorbeugt (3).

Das chirurgische Tracheostoma wird zwischen der 2. und 4. Trachealspange angelegt (28). Dabei handelt es sich um eine teilweise Resektion eines Trachealknorpels (27). In der Literatur werden vor allem chirurgische Verfahren mit möglichst geringem Substanzdefekt der Trachealknorpel beschrieben. Andere chirurgische Verfahren arbeiten beispielsweise mit Ausschneidungen großer Knorpelfenster, welche zu Substanzdefekten und daraus resultierenden Komplikationen führen und aufgrund dessen kaum mehr angewendet werden (28). Das Ausschneiden großer Knorpelfenster kann nach Auflassen des Tracheostomas zu Komplikationen wie Tracheomalazien oder Trachealstenosen führen (29).

Das chirurgische Verfahren mit Björk-Lappen ist ein in der Literatur häufig angeführtes Operationsverfahren. Nach einer zwischen zwei Trachealspangen quer verlaufenden Inzision erfolgt eine Inzision der unten liegenden Trachealspange. Abschließend wird ein nach kaudal gestielter U-förmiger Tracheallappen mit der Haut vernäht (28, 29). Mit dem Verfahren nach Björk wird ein Verlust des Atemwegs durch eine Fehlplatzierung der Kanüle vorgebeugt (29).

Die Literatur zeigt eine eindeutige Indikation für die Anlage eines chirurgischen Tracheostomas in der Langzeitversorgung mit einer Trachealkanüle. In diesen Fällen ist es auch nötig, ein primär perkutan dilatatives Tracheostoma in ein chirurgisch epithelisiertes Tracheostoma umzuwandeln (3).

Nach Auflassen eines chirurgisch angelegten Tracheostomas ist in der Regel ein chirurgischer Verschluss nötig, was meist zu einem kosmetisch weniger befriedigenden Ergebnis im Vergleich zu einer perkutan dilatativen Tracheotomie führt (18).

4.2.2.   Perkutan dilatative Tracheotomie (PDT)

„Im angelsächsischen Sprachraum werden die Verfahren als »percutaneous tracheostomy« bezeichnet, obwohl kein Stoma angelegt wird. Um sprachlich korrekt zu sein, sollte deshalb der Bezeichnung »perkutane Tracheotomie« der Vorzug gegeben werden." (22)

Die perkutan dilatative Tracheotomie wird direkt am Intensivbett angelegt und erfordert im Vergleich zum chirurgisch angelegten Tracheostoma keinen Eingriff im Operationsaal (30).

Um eine PDT mit möglichst geringem Risiko einer Komplikation durchzuführen, erfordert es exakte anatomische Kenntnisse und darüber hinaus auch eventuelle Erfahrungen mit der chirurgischen Tracheostomie (31).

Bei entsprechenden anatomischen Voraussetzungen und einer zu erwartenden kurzen Beatmungsdauer besteht die Indikation zur perkutanen dilatativen Tracheotomie (32).

In der Literatur werden unterschiedliche Methoden der perkutan dilatativen Tracheotomie wie folgt angeführt: Methode nach Ciaglia, Methode nach Griggs, Methode nach Fantoni, Ciaglia-Blue-Rhino-Technik, Methode nach Frova und Quintel (PercuTwist-Methode) (3, 22, 33).

Im Allgemeinen unterscheiden sich die oben genannten Methoden der perkutanen dilatativen Tracheotomie durch unterschiedliche Techniken und Instrumentarien zur Erweiterung des Punktionskanals (22).

Nach einer Hautinzision erfolgt die Punktion der Trachea in der Regel zwischen der 2. und 4. Trachealspange (1). Um einen möglichst sicheren Eingriff zu gewährleisten, erfordert die perkutane dilatative Tracheotomie eine begleitende flexible oder starre Endoskopie (23).

Beim Kanülenwechsel ist darauf zu achten, dass das angelegte Tracheostoma in der ersten Zeit sehr instabil ist und das Stoma nach Entfernen der Kanüle rasch kollabieren könnte, wodurch ein erneutes Einführen einer Kanüle verhindert wird. Aus diesem Grund wird in der Literatur relativ einheitlich der erste Kanülenwechsel im Schnitt erst nach 7 Tagen nach dem Eingriff empfohlen (34, 35). Zum Teil wird ein sicherer Wechsel erst nach 10 Tagen (36) bzw. 10-14 Tagen (3) empfohlen, wobei auch nach dieser Zeit mit Schrumpfungstendenzen und Verlust des Atemwegs gerechnet werden muss (36).

Das PDT zeigt nach der Dekanülierung schon nach kurzer Zeit Schrumpfungstendenzen und verschließt sich, sodass meist kein weiterer Eingriff nötig ist (30).

5. Komplikationen

In Bezug auf Komplikationen zeigt die Datenlage kaum signifikante Unterschiede zwischen perkutan dilatativer Tracheotomie und chirurgischer Tracheostomie. Teilweise konnte eine geringere Infektionsrate nach der perkutan dilatativen Tracheotomie gefunden werden (37, 38, 39, 40).

5.1. Frühkomplikationen

Zu Frühkomplikationen direkt nach oder während der Anlage einer Tracheotomie oder Tracheostomie zählen Blutungen durch Gefäßverletzungen, Verletzungen im Bereich der Trachea, des Ösophagus und der Schilddrüse. Weiters spricht man von nervalen Schäden, Pneumothoraxen und Mediastinalemphysemen. Frühkomplikationen werden in der Regel noch im Zuge des Eingriffs erkannt und haben eine sofortige Intervention zur Folge (3).

Mediastinalemphyseme und Pneumothoraxe können vor allem bei der perkutan dilatativen Tracheotomie auftreten, da bei diesem Verfahren keine Vernähung der Trachea mit der Haut vorliegt und eine Fehlplatzierung der Kanüle paratracheal möglich ist. Diese Komplikation kann zu einer lebensbedrohlichen Situation führen (29).

Knorpelspangenfrakturen, die in weiterer Folge zu Stenosen im Stomabereich führen können, werden in der Literatur hauptsächlich im Verlauf des Bougierens bei der PDT beschrieben (41).

5.2. Spätkomplikationen

5.2.1. Infektionen

Die Literatur diskutiert eine geringere Anzahl an Wundinfektionen im Stomabereich nach dem Durchführen einer perkutanen dilatativen Tracheotomie im Vergleich zur chirurgischen Tracheostomie, da durch die größere chirurgische Stomaöffnung Sekret austreten kann und somit Infektionen begünstigt werden (3, 18).

5.2.2. Granulationen – Trachealstenosen

Allgemein treten Trachealstenosen suprastomal, direkt im Stomabereich und auf Höhe des Cuffs und der Kanülenspitze auf (3).

Granulationen innerhalb der Trachea treten vor allem durch Druck- oder Reibungsschäden an der Trachealschleimhaut auf. Gründe dafür sind der dauernde Druck des Cuffs an derselben Stelle oder das Reiben der Kanülenspitze an der Trachealschleimhaut durch suboptimale Lage der Kanüle innerhalb der Trachea (3, 19). Durch den Cuffdruck besteht die Gefahr der Reizung der Schleimhaut, die zu Granulombildungen und in weiterer Folge zu Trachealstenosen führen kann, was für die Ausdehnung der Entblockungszeiten spricht (42). Auch Sekretretentionen über dem Cuff lösen Entzündungsreaktionen aus und führen untherapiert zu Granulombildungen, die schlussendlich zu Trachealstenosen führen können (3, 19).

PatientInnen zeigen erst ab einer 50-70%igen Einengung des Tracheallumens Symptome (3).

Granulombildungen können vor allem nach dem Auflassen des Tracheostomas zu massiven Problemen führen. Durch die daraus resultierenden engen Passagen im oberen Luftweg können Sekrete nicht ungehindert in den Mund- und Rachenraum transportiert werden. Hier bedarf es spezieller atemphysiotherapeutischer Betreuung im Bereich Sekretmanagement.

5.2.3. Tracheomalazie

Entzündliche Veränderungen im Bereich der Trachealschleimhaut und der Knorpelspangen können unbehandelt zur Instabilität der Trachea führen. Diese zeigt sich vor allem in der Exspiration und unter Hustenmanövern durch einen Kollaps der Trachea. Bleibt eine Tracheomalazie bestehen und therapieresistent, müssen die PatientInnen langfristig mit einer Kanüle versorgt werden (3).

5.2.4. Tracheoösophageale Fistel

Tracheoösophageale Fistelbildungen treten durch Erosionen der Trachealwand auf (3). Diese Erosionen entstehen durch zu hohe Cuffdrücke, Kanülenfehllagen vor allem der Kanülenspitze oder durch den Eingriff der Tracheotomie selbst (19, 43). Tracheoösophageale Fisteln können somit auch die Folge von Trachealhinterwandverletzungen im Zuge der Anlage des Tracheostomas sein (44, 45).

5.2.5. Trachealringfrakturen

Weitere erwähnenswerte Komplikationen sind Trachealringfrakturen, die häufiger nach einer PDT auftreten und zu Trachealstenosen führen können (46). In einer Studie von Higgins et al. konnte kein eindeutiger Zusammenhang nach Trachealringfrakturen mit Trachealstenosen oder Langzeitkomplikationen gefunden werden (47).

5.2.6. Kanülendislokation

Kanülendislokationen können durch Manipulationen an der Kanüle oder an den PatientInnen selbst im Zuge von Pflegetätigkeiten oder therapeutischen Maßnahmen auftreten. Die Kanülendislokation kann bis zum völligen Verlust der Kanüle aus dem Atemweg führen, wobei vor allem bei perkutan dilatativen Tracheotomien das Wiedereinsetzen schwer möglich sein kann. Im Notfall muss sofort eine orotracheale Intubation durchgeführt werden. Deshalb sollte auf eine gute Fixierung der Kanüle geachtet werden (3). Neben der Kanülenfehllage kann es bei einer liegenden Trachealkanüle weiters zur Kanülenobstruktion durch Sekret oder Blutkoagel kommen (19, 45).

5.2.7. Aspiration / Schluckstörungen

„Aspiration bedeutet Eindringen von Material unterhalb des Stimmlippenniveaus (Glottis)" (48).

Mögliche Gründe für eine Aspiration und Schluckstörung sind die verminderte Sensibilität der oberen Atemwege, eine Larynxtraktion, ein insuffizienter Stimmritzenschluss, eine atrophierte Larynxmuskulatur und eine Kompression auf den Ösophagus durch überblockte Cuffs (43).

Da durch die geblockte Trachealkanüle der Strom der Atemluft oberhalb des Cuffs verhindert wird, kommt es zur Abnahme der Sensibilität im Bereich des Larynx, Pharynx und auf oraler Ebene. Dies führt unweigerlich zur Herabsetzung des Hustenreflexes und zum fehlerhaften Glottisschluss, was in weiterer Folge Schluckstörungen miteinschließt (49, 50). Somit ist es nötig, die Kanüle intermittierend zu entblocken, um einen physiologischen Hustenstoß zu trainieren (51). In diesen Phasen ist es besonders wichtig, die Mund- und Nasenatmung mit dem Ziel einer Resensibilisierung der oberen Atemwege zu forcieren.

Besteht der Fall einer Aspiration, sind therapeutische Interventionen über einen/eine LogopädIn dringend nötig (51).

6. Wechsel der Trachealkanüle

Generell sollte der erste Kanülenwechsel vom ärztlichen Personal durchgeführt werden, dem geschulte Pflegekräfte als Assistenz zur Verfügung stehen (52). Im klinischen Alltag können weitere Kanülenwechsel auch von speziell geschultem Personal durchgeführt werden (53).

In der klinischen Praxis sollten auch AtemphysiotherapeutInnen mit dem korrekten Vorgang eines Kanülenwechsels vertraut sein, um in Notfallsituationen adäquat reagieren zu können.

Durchführung des Kanülenwechsels:

Nach Lagerung des/der PatientIn mit erhöhtem Oberkörper erfolgt vorbereitend die Reinigung des Stomas von außen sowie das Entfernen von Sekretretentionen aus dem Mund- und Rachenraum und aus der Trachealkanüle selbst. Vor dem Einsetzen der neuen Kanüle sollte deren Cuff auf ein mögliches Leck überprüft werden. Vor dem Entfernen der liegenden Kanüle wird der Cuff unter Sog mit Hilfe eines Absaugkatheters in der Trachealkanüle entblockt. Somit werden mögliche Sekretretentionen, die sich über dem Cuff der liegenden Kanüle befinden können, entfernt und nicht aspiriert. Nach dem Kanülenwechsel wird der Cuff geblockt und die Kanüle mit dem entsprechenden Zubehör, wie Halteband und sterilen Schlitztupfern oder Kompressen versorgt und fixiert. Am Ende wird der Cuff-Druck mit einem Cuff-Druck-Messgerät überprüft (36).

Prinzipiell sollte die Kontrolle der Kanülenlage mittels flexibler Endoskopie überprüft werden (53).

In der Literatur wird durchschnittlich alle 8-10 Tage (3) bzw. alle 7-14 Tage ein Kanülenwechsel empfohlen. Die Häufigkeit des Kanülenwechsels steht auch in Abhängigkeit von der Menge und Konsistenz des Trachealsekrets. Kanülen sollten spätestens alle 30 Tage gewechselt werden (21).

7. Die Trachealkanüle

Grundsätzlich ist eine Trachealkanüle aus einem 15 mm Konnektor, dem Kanülenschild, dem Kanülenschaft und gegebenenfalls dem Cuff aufgebaut (21).

Die Trachealkanüle wird am Kanülenschild mit einem Halteband um den Hals des/der PatientIn fixiert (21).

Es gibt eine Vielzahl an unterschiedlichen Trachealkanülenarten, die sich in ihren Materialeigenschaften, ihrer Größe, ihrer Länge und in ihrer Konstruktionsart unterscheiden. Die Schwierigkeit besteht darin, eine für den/die PatientIn individuell optimale Kanüle zu finden (54).

Trachealkanülen sind in unterschiedlichen Längen verfügbar, wobei Standartkanülen eine Länge von 60-90 mm aufweisen. Generell nimmt mit der Länge der Kanüle der Durchmesser des Lumens zu (21).

Entscheidende Faktoren bei der Wahl der Trachealkanüle sind unter anderem die Diagnose, die Art der Anlage des Tracheostomas und die Vigilanz und Mitarbeitsfähigkeit der PatientInnen. Im Weiteren wird ein möglichst großer Innendurchmesser empfohlen. Durch die Reduktion des Atemwegswiderstandes erleichtert man den PatientInnen die Spontanatmung und reduziert das Risiko einer Sekretobstruktion der Kanüle (54).

Die Kanülenlänge sollte, vor allem bei Kanülen mit Cuff, mit dem Kanülenwechsel variieren um die Trachealschleimhaut zu schonen und Trachealstenosen und Malazien entgegenzuwirken (55).

In Bezug auf den Kanülenschaft unterscheidet man konisch zulaufende und zylindrische Trachealkanülenrohre, wobei die konische Variante bei einem Kanülenwechsel leichter einzusetzen ist (55).

In der weiteren Entscheidungsfindung ist es relevant zu wissen, dass unterschiedliche Materialien aufgrund der variablen Wanddicke unterschiedliche Innen- und Außendurchmesser haben, was vor allem bei einem Kanülenwechsel bedacht werden muss (21, 54).

Man unterscheidet grundsätzlich folgende Materialen: Trachealkanülen aus Metall und Trachealkanülen aus Kunststoff. Während erstere für den intensivmedizinischen Bereich nicht geeignet sind, sind Kanülen aus Metall vor allem im HNO-Bereich zur Langzeitversorgung anzutreffen, da diese aufgrund der Silberlegierung antibakteriell wirken und eine lange Haltbarkeit aufweisen (53). Weiters wird ein Anhaften von Sekret innerhalb der Kanüle aufgrund der glatten Oberfläche reduziert (8). Anders bestehen Kanülen aus Kunststoff beispielsweise aus Silikon, thermosensiblem Kunststoff und Polyurethan. Trachealkanülen aus thermosensiblem Kunststoff werden nach dem Einsetzen durch die Körpertemperatur weicher und flexibler (21, 56). Ein weiterer Vorteil gegenüber Silberkanülen ist das geringere Gewicht der Kunststoffkanülen (8). Eine Spezialform der Trachealkanülen ist die Spiralkanüle, die eine besonders hohe Flexibilität aufweist (57).

7.1.   Kanülenarten

Allgemein spricht man von Kanülen mit und ohne Cuff und von Kanülen mit und ohne Innenkanülen. Eine Sonderform stellen gesiebte Trachealkanülen oder sogenannte Sprechkanülen dar, die im Kapitel 7.2.1. näher beschrieben werden.

7.1.1.   Die geblockte Trachealkanüle mit Cuff

Die geblockte Trachealkanüle dichtet mit einem am Kanülenschaft aufblasbaren Ballon, dem sogenannten „Cuff", die Trachea ab und wird hauptsächlich bei beatmeten PatientInnen auf der Intensivstation und massiven Aspirationen eingesetzt (8, 57).

Teilweise sind diese Trachealkanülen in ihrer Länge über ein verstellbares Kanülenschild variabel einstellbar (58).

Mit einer geblockten Trachealkanüle haben die PatientInnen grundsätzlich nicht die Möglichkeit zu phonieren oder zu sprechen (51). Die Möglichkeit der Phonation besteht mit dem Einsatz eines Sprechventils bei entblockter Kanüle (siehe Kapitel 7.2.2. Sprechventile).

7.1.1.1. Der Cuffdruck

Um die Trachealschleimhaut vor Druckulzerationen zu schützen werden heute in Kliniken vor allem sogenannte Niederdruck-Cuff-Systeme verwendet. Um Schleimhautschäden zu vermeiden ist es von Bedeutung, regelmäßig den Cuffdruck mit einem Cuff-Druck-Messgerät zu überprüfen (21, 57, 58). Der Cuffdruck sollte unter dem Perfussionsdruck der Trachealschleimhaut, der in der Literatur mit 25-35 mmHg angegeben wird, liegen. Weitere Angaben in der Literatur empfehlen einen Cuffdruck zwischen 20 und 25 mmHg (19, 21, 53, 59). Der Cuff sollte prinzipiell zur vollständigen Entleerung mit einer Spritze entblockt werden und mit einem Cuff-Druck-Messgerät geblockt werden (60). Generell sollte das gesamte Team des Klinikpersonals, welches Manipulationen an der Kanüle oder an PatientInnen selbst vornimmt, mit der Cuff-Druck-Kontrolle und dem Entblockungsmanagement vertraut sein (siehe Kapitel 11.1.).

Eine weitere Prophylaxe um Schleimhautschäden zu vermeiden, sind wechselnde Kanülenlängen. Dadurch werden die Auflagefläche und der Druck des Cuffs auf die Trachea verändert (57).

Zum Thema Aspirationsprophylaxe durch eine geblockte Trachealkanüle ist zu sagen, dass ein Cuff keinen absoluten Aspirationsschutz gewährleistet (58, 61). Ein überblockter Cuff kann zur Fixation des Larynx führen und die Aspiration begünstigen (61).

7.1.1.2. Das subglottische Absaugsystem

Ein weiteres Problem stellt die fehlende Husteneffizienz dar. Da der Luftstrom über die Kanüle umgelenkt wird, kommt es durch die geblockte Trachelkanüle zu keinem intrathorakalen Druckaufbau, der beim physiologischen Atemweg durch einen Glottisschluss erreicht wird. Durch den umgelenkten Luftstrom haben PatientInnen keine Möglichkeit, Retentionen durch Sekret und Material auf Larynxebene zu reinigen (51). Für diese Fälle gibt es Trachealkanülen mit subglottischen Absaugsystemen auf dem Markt, die ein passives Entfernen solcher Retentionen erlauben (8, 21, 42). Das Absaugsystem verläuft in der Kanülenwand und endet mit einem Loch direkt über dem Cuff. Um Schleimhautschäden an der Trachea zu vermeiden sollte der Absaugvorgang mit geringem Sog am besten mit Spritze erfolgen. Der Nachteil des subglottischen Absaugsystems ist der dadurch geringer werdende Innendurchmesser (62).

7.1.2. Trachealkanülen ohne Cuff

Bei nicht beatmeten PatientInnen ohne massive Aspirationsgefahr werden nicht geblockte Trachealkanülen mit oder ohne Innenkanülen eingesetzt (8, 63). Somit wird der Atemweg offen gehalten und die Möglichkeit der Sekretelimination über einen Absaugkatheter ist gegeben. Trachealkanülen ohne Cuff werden in unterschiedlichen Materialien angeboten, wobei neben Kanülen mit thermosensiblen Eigenschaften die Trachealkanüle aus Silber eine Sonderform darstellt (62).

7.1.3. Trachealkanülen mit Innenkanülen

Bei der Wahl der Kanülengröße ist zu bedenken, dass die zusätzliche Innenkanüle den Durchmesser des Lumens reduziert (21). Auch bei beatmeten PatientInnen mit massiv hohen Sekretmengen werden geblockte Trachealkanülen mit Innenkanülen eingesetzt, um die Bronchialtoilette zu erleichtern (58). Innenkanülen erlauben neben der einfacheren Reinigung ein schnelles und sicheres Handeln in Notfallsituationen, wie beispielsweise durch das Entfernen der Innenkanüle bei einer Kanülenobstruktion durch Sekret. Durch dieses vereinfachte Procedere werden die Absaugintervalle reduziert. Relevant zu wissen ist, dass für diese Kanülen Adapter bzw. Aufsätze (z.B. 15 mm Adapter) nötig sind, die mit dem Kanülenzubehör- und equipment (z.B. künstliche Nase und Sprechventil) kompatibel sind (21, 63).

7.2. Kommunikation mit der Trachealkanüle

7.2.1. Trachealkanülen mit Siebung / Sprechkanülen

Gesiebte Trachealkanülen erlauben den PatientInnen die Phonation. Beim Aufsetzen des Sprechventils auf die Kanüle bietet die gesiebte Trachealkanüle den Vorteil, dass Atemluft in der Exspiration auch durch die Siebung nach oben gelangt und die PatientInnen nicht die volle Restriktion der Kanüle überwinden müssen (58). Aufgrund der empfindlichen Trachealschleimhaut darf die Siebung nicht an der Trachea anliegen, da diese ansonsten dazu neigen würde, in die Siebung zu wuchern (21, 64). Diese Gefahr wird vor allem bei gefensterten Kanülen beobachtet. Eine dachziegelartige Siebung, die abgestuft in den Kanülenschaft gestanzt ist, reduziert die Gefahr der Granulombildung und der Verlegung der Stanzungen durch Sekret und ist deshalb im Gegensatz zur waagrechten Siebung zu bevorzugen (64). Die meisten Sprechkanülen sind mit einer Innenkanüle ausgestattet, was die Bronchialtoilette wesentlich erleichtert (3).

Im Falle einer intermittierenden Beatmungspflicht werden auch spezielle Sprechkanülen mit Cuff angeboten (3).

7.2.2. Sprechventile

Im Weaningprozess bietet es sich an, in Spontanatemphasen die Kanüle zu entblocken und ein Sprechventil am Kanülenende anzubringen. Die Inspiration erfolgt über die entblockte Kanüle und über die oberen Atemwege. Eine Membran im Sprechventil verschließt das Kanülenlumen in der Exspiration. In diesem Fall strömt die Atemluft in der Exspiration seitlich am Kanülenschaft vorbei und über die oberen Atemwege aus, womit den PatientInnen das Sprechen ermöglicht wird (65, 66). Diese Vorgehensweise begünstigt die Resensibilisierung der oberen Atemwege bis hin zum Mund-Rachen-Raum. Während auf eine respiratorische Insuffizienz zu achten ist, kann sich durch das intermittierende progressive Einsetzen des Sprechventils auch die respiratorische Situation, durch einen daraus resultierenden muskulären Trainingsreiz, verbessern (3).

PatientInnen tolerieren das Sprechventil unterschiedlich lange. Beim anfänglichen Gebrauch eines Sprechventils sollte die Atemarbeit des/der PatientIn kontinuierlich evaluiert werden (21). Zeigen PatientInnen unter Aufsatz des Sprechventils eine erhöhte Atemarbeit und Dyspnoe, wird eine gesiebte Kanüle eingesetzt (66, 67).

Durch die Verwendung von Sprechventilen ohne Filterfunktion steigt die Gefahr der Verborkung der Trachea. In diesem Fall ist es besonders empfehlenswert intermittierend HME-Filter und eine adäquate Inhalationstherapie zur Befeuchtung durchzuführen (42).

Spezielle Formen von Sprechventilen, die bei beatmeten PatientInnen verwendet werden können, setzen auch unter Beatmung einen vollständig entblockten Cuff voraus, wobei der Respirator diese Leckage tolerieren muss (62).

In der Praxis haben sich bei spontan atmenden PatientInnen Sprechventile mit HME-Filter bewehrt, da somit der Verborkung der Trachea entgegengewirkt wird. Diese Einweg-Sprechventile erfordern allerdings einen regelmäßigen Wechsel gleich der künstlichen Nase.

8.   Atemgasklimatisierung

Bei beatmeten PatientInnen werden häufig aufgrund der höheren Befeuchtungsleistung sogenannte aktive Atemgasbefeuchter, bestehend aus einer Befeuchtungskammer und meist beheizten Schlauchsystemen, eingesetzt (68). Diese Systeme sind sehr effizient, aber auch sehr kostenintensiv (19).

Als passive Atemgaskonditionierung bezeichnet man die Befeuchtung und Erwärmung der Atemluft mit sogenannten „heat and moisture exchanger", kurz HME-Filter (19). Der Einsatz von HME-Filter ist sowohl bei beatmeten, als auch spontan atmenden PatientInnen möglich. HME-Filter sind bei spontan atmenden PatientInnen besser bekannt als „künstliche Nasen" (69). Das Prinzip des HME-Filters funktioniert über die Speicherung von Wärme und Wasserdampf aus der Exspirationsluft, welche wiederum an das inspiratorische Atemgas abgegeben werden (70).

Eine unzureichende Befeuchtung der Atemluft kann, neben der Verborkung der Trachea, zur Zunahme der Viskosität des Trachealsekrets führen, was eine Beeinträchtigung der mukoziliären Funktion bewirkt (21, 71). Tracheitis, pulmonale Infektionen und Atelektasen sind die Folge (21).

In der Literatur wird empfohlen, dass bei spontan atmenden PatientInnen mit künstlichem Luftweg im Sinne einer Trachealkanüle ein Schaumstofffilter, eine sogenannte künstliche Nase, verwendet wird. Da durch den künstlichen Luftweg die physiologische Funktion der Nase nicht mehr gegeben ist, übernimmt die künstliche Nase die Filterung und Befeuchtung der Atemluft und wirkt einer Verborkung der Trachea entgegen (21, 72).

Durch den Aufsatz der künstlichen Nase besteht bei sehr produktivem Husten mit zähem Sekret die Gefahr einer Obstruktion, indem die künstliche Nase durch Sekret verklebt und zu einer akuten Dyspnoe führt. HME-Filter sollten daher in regelmäßigen Abständen abhängig von der Sekretproduktion und Konsistenz gewechselt werden (8).

Beim Einsatz der HME-Filter ist zu beachten, dass diese, wenn auch nur in geringem Maße, zu einem erhöhten Atemwegswiderstand und einem erhöhten Totraum führen und somit eine erhöhte Atemarbeit fordern (73).

Zusätzlich wird zur Befeuchtung eine Inhalationstherapie mit 0,9% - 5%iger Kochsalzlösung empfohlen (21, 72).

9. Sekretmanagement bei tracheotomierten PatientInnen

9.1. Sekretmobilisation bei tracheotomierten PatientInnen

9.1.1. Allgemeines

Der künstliche Luftweg bzw. eine geblockte Trachealkanüle, eine lange Beatmungsdauer, eine erhöhte Sauerstoffgabe und eine schlechte Befeuchtung der Einatemluft führen zu einer Beeinträchtigung der Zilienfunktion und der mukoziliären Clearance (68, 74). Vermehrte Sekretretentionen aufgrund einer mukoziliären Dysfunktion und einer reduzierten Hustenkompetenz durch eine zugrundeliegende Atemmuskelschwäche begünstigen das Pneumonierisiko (75).

9.1.1.1. Der physiologische Hustenstoß

Der physiologische Hustenstoß wird durch eine tiefe Inspiration eingeleitet. Darauf folgt ein intrathorakaler Druckaufbau durch den Glottisschluss und die Kontraktion der Bauchmuskulatur. Durch das abrupte Öffnen der Glottis kommt es zu einer explosionsartigen Exspiration (68). Ein effektiver Hustenstoß erfordert eine tiefe Inspiration bis auf 85-90% der totalen Lungenkapazität (76). Nach dem Glottisschluss von 0,2 Sekunden werden rund 2,3 Liter +/- 0,5 Liter Luft explosionsartig mit einem Fluss von 360-1200 L/min frei (77).

PatientInnen mit einer Vitalkapazität unter 1500 ml benötigen inspiratorische Unterstützung über manuelle oder maschinelle Hyperinflation, um einen ausreichenden exspiratorischen Fluss zu generieren (76, 78).

9.1.1.2. Husten bei tracheotomierten PatientInnen

Bei tracheotomierten PatientInnen stellt die fehlende Husteneffizienz ein weiteres Problem dar. Da der Luftstrom über die Kanüle umgelenkt wird, kommt es durch die geblockte Trachealkanüle zu keinem intrathorakalen Druckaufbau, der beim physiologischen

Atemweg durch einen Glottisschluss möglich wird (51). Durch eine liegende Trachealkanüle ist ein Glottisschluss ineffektiv, da die oberen Atemwege durch den künstlichen Luftweg ausgeschlossen sind (79).

Durch den umgelenkten Luftstrom haben PatientInnen keine Möglichkeit, Retentionen durch Sekret und Material auf Larynxebene zu reinigen (51).

Durch den künstlichen Luftweg liegt ein erhöhter Atemwegswiderstand vor, der zu niedrigeren exspiratorischen Spitzenflusswerten (peak expiratory flow) im Vergleich zum physiologischen Atemweg führt (79).

Der höhere Atemwegswiderstand, der reduzierte PEF und der fehlende Glottisschluss führen zu einem reduzierten PCF (79).

Diese pathologischen Mechanismen können zu Sekretretentionen, Atelektasen und Kanülenobstruktionen führen (68).

Die Hustenkraft, der so genannte „peak expiratory flow", wird in der Praxis von AtemphysiotherapeutInnen mit einem Peak-Flow-Meter gemessen. Die PatientInnen werden angeleitet, eine maximale Inspiration bis zur totalen Lungenkapazität und eine darauffolgende forcierte Exspiration in das Gerät durchzuführen. Gesunde zeigen peak cough flow Werte über 720 L/min. In der Literatur wird von einer erfolgreichen Dekanülierung ab einem PEF-Wert von 160 L/min ausgegangen (80). Liegen PEF-Werte unter 160 L/min vor, können diese mit einer manuellen Hyperinflation (Bagging) und maschinellen Insufflation-Exsufflation über 160 L/min angehoben werden (76). Die Sekretmobilisation bei tracheotomierten PatientInnen geht immer mit dem endotrachealen Absaugen einher (79).

9.1.2. Manuelle Hyperinflation

Bei fehlender oder reduzierter Hustenkompetenz aufgrund eines zu niedrigen Atemzugvolumens kann durch das so genannte „Bagging" eine Vertiefung der Inspiration erreicht werden. Bei diesem Vorgang wird der Ambubeutel mit einem PEEP-Ventil an die Kanüle appliziert und die Inspiration durch das bebeuteln durch den/die AtemphysiotherapeutIn unterstützt. Nach der postinspiratorischen Pause, die eine bessere Verteilung des Luftvolumens in der Lunge ermöglicht, folgt die Exspiration (74). Genauer wird die manuelle Hyperinflation an PatientInnen in der Literatur wie folgt beschrieben: Durch die lange tiefe Inspiration erfolgt ein Anheben des Atemzugvolumens über den Ambubeutel bis zu einem maximalen inspiratorischen Druck von 40 cmH$_2$0 (81). Weitere Angaben beziehen sich auf Werte zwischen 20 und 40 cmH$_2$O. Bei beatmeten PatientInnen wird das Anheben des Atemzugvolumens über das bestehende, bzw. um das 50%ige im Vergleich zur Ventilatoreinstellung, empfohlen. Diese Technik kann eine zusätzliche Sauerstoffzufuhr inkludieren (82). Die Dauer der postinspiratorischen Pause wird in der Literatur mit 2-3 Sekunden angegeben (81)(83). Nach der postinspiratorischen Pause, die eine Verteilung der Luft in allen Lungenbezirken und somit die kollaterale Ventilation gewährleistet, folgt durch das abrupte Auslassen des Ambubeutels die Exspirationsphase, die mit Thoraxkompressionen und Vibrationen am Thorax unterstützt wird, um den maximalen exspiratorischen Fluss zu erhöhen (82). Die Exspiration erfolgt mit Flussraten bis 123-340 L/min (74).

Wiederholungen und Zyklen differieren und werden in unterschiedlichen Variationen in Studien angewendet. Die manuellen Atemhübe variieren von sechs (83)(84) bis acht Wiederholungen zu je vier bis sechs Zyklen (84).

In der Literatur werden maximale inspiratorische Drücke zwischen 40 und 50 cmH$_2$O mit Barotraumen oder Volutraumen und mit dem Risiko eines Pneumothorax assoziiert (82, 85).

Um Barotraumen zu vermeiden, werden Drücke bis 40 cmH$_2$O bzw. unter 40 cmH$_2$O empfohlen, die mit einem zwischengeschalteten Manometer von AtemphysiotherapeutInnen gemessen werden (82, 86).

Die manuelle Hyperinflation bewirkt durch das Anheben des Atemzugvolumens und der postinspiratorischen Pause eine Verbesserung der Oxygenierung und rekrutiert kollabierte Lungenareale. Der hohe exspiratorische Fluss führt zu einer verbesserten Sekretmobilisation (82, 87, 88, 89). Durch den hohen exspiratorischen Fluss wird Sekret aus der Peripherie zentralwärts befördert, was eine Sekretelimination durch ein Absaugmanöver aus dem künstlichen Luftweg erleichtert (87).

In der Literatur wird eine Verbesserung der Compliance der Lunge nach der Durchführung einer manuellen Hyperinflation in Kombination mit einem Absaugmanöver beschrieben (83).

Ein Review von Paulus et al. untersucht positive Effekte der manuellen Hyperinflation und mögliche Risiken bei intubierten PatientInnen. Hier zeigt sich eine Steigerung der Compliance der Lunge bei PatientInnen nach herzchirurgischen Eingriffen und PatientInnen mit Pneumonien und Atelektasen, nicht aber bei PatientInnen mit akuten Lungenschäden. Eine Verbesserung der arteriellen Oxygenierung konnte nicht eindeutig belegt werden. Es wird eine verbesserte Sekretmobilisation beschrieben, die allerdings der maschinellen Hyperinflation über den Respirator nicht überlegen ist. Die Arbeit konnte keine klinisch relevanten Risiken oder negativen Effekte zeigen (87).

Eine Studie von Choi et al. zeigt einen Anstieg der Lungencompliance und eine Reduktion des Atemwegswiderstandes auch nach 30 Minuten nach der Intervention bestehend aus einer Kombination aus einer manuellen Hyperinflation und Absaugen bei PatientInnen mit einer Ventilator-assoziierten Pneumonie. Dieses Manöver wurde mit einem alleinigen Absaugmanöver verglichen, wo keine Veränderungen nachweislich waren (84).

9.1.3.   Maschinelle Insufflation-Exsufflation („Cough assist")

Eine weitere Möglichkeit der Hustenunterstützung ist die maschinelle Insufflation-Exsufflation. Diese Technik wird häufig bei PatientInnen mit einer reduzierten Hustenkompetenz durch eine zugrunde liegende Atemmuskelschwäche angewendet (75).

Es gibt die Möglichkeit, die Maschine an die Trachealkanüle zu konnektieren (80). Hier wird mit Hilfe des „Cough assist" die Inspiration über einen positiven Druck erhöht, worauf ein abrupter Wechsel zur raschen Exspiration über einen negativen Sog durch die Maschine gesteuert oder unterstützt wird. Mit diesem Manöver wird ein physiologischer Hustenstoß imitiert (75). Es können PEF-Werte von 360-660 L/min erreicht werden (80).

Diese Geräte verfügen über vorgegebene Modi und ermöglichen auch eine manuelle Steuerung durch die TherapeutInnen selbst. Parametereinstellungen, wie Druck- und Sogstärken, Rampen, Inspirationszeit, Pausenzeit und Exspirationszeit werden individuell an den/die PatientIn adaptiert. In der Literatur werden Insufflations- und Exsufflationsdrücke von +40 / -40 cmH$_2$O als Optimum beschrieben (80).

In einer Pilot Studie von Sancho J et al. wurde in einem prospektiven Crossover Design die Wirkung der maschinellen Insufflation-Exsufflation mit der des tiefen endotrachealen Absaugens an sechs tracheotomierten und maschinell beatmeten ALS-PatientInnen verglichen. Die maschinelle Insufflation-Exsufflation wurde bei geblockter Trachealkanüle mit dem „Cough assist" mit Drücken von 40 / -40 durchgeführt, worauf ein kurzes oberflächliches Absaugen des Trachealsekrets folgte. Subjektiv empfanden alle PatientInnen die maschinelle Insufflation-Exsufflation als angenehmer und effektiver. Es wurden keine negativen Effekte der maschinellen Insufflation-Exsufflation bei geblockter Trachealkanüle festgestellt. Die Studie zeigt außerdem eine bessere Sauerstoffsättigung, Sekretmobilisation und -entfernung nach der Intervention mit der Kombination aus maschineller Insufflation-Exsufflation und Absaugen (90).

Guérin et al. weisen in einer In-vitro-Studie auf eine Beeinträchtigung des maximalen exspiratorischen Flusses (PEF) während der maschinellen Insufflation-Exsufflation bei PatientInnen mit Endotrachealtubus und Trachealkanülen im Vergleich zum physiologischen Atemweg hin. Der maximale exspiratorische Fluss steht in Abhängigkeit zur Größe der künstlichen Luftwege. Es wurden an einer Testlunge vier unterschiedliche mechanische Bedingungen einer Lunge, neun unterschiedliche künstliche Luftwege und drei unterschiedliche In- und Exsufflationsdrücke miteinander kombiniert und verglichen. Durch den höheren Atemwegswiderstand über den künstlichen Luftweg zeigt die Studie niedrigere PEF-Werte während der maschinellen Insufflation-Exsufflation im Vergleich zum physiologischen Atemweg. Je kleiner die Innendurchmesser der Kanülen, desto niedriger der PEF. Die AutorInnen leiten aus der Studie ab, dass bei PatientInnen mit künstlichem Luftweg Drücke von 40 / -40 bis 50 / -50 verwendet werden sollten (79).

9.1.4. PEP-Systeme

Grundsätzlich unterscheidet man oszillierende und nicht oszillierende PEP-Systeme.

PEP-Systeme bewirken durch einen positiven exspiratorischen Druck im Exspirium eine Schienung der Atemwege bei instabilen, kollapsieblen Bronchialsystemen und ermöglichen somit einen Sekrettransport zentralwärts. Unterschiedlich große Stenosen im Exspirationsschenkel ermöglichen eine gezielte Sekretmobilisation in Atemwegen und Lungenbezirken unterschiedlich großen Durchmessers. Die PEP-Therapie bewirkt unter anderem das Erhöhen der funktionellen Residualkapazität (FRC) und eine verbesserte kollaterale Ventilation. Der positiv-exspiratorische Druck wird über ein Manometer gemessen und sollte sich zwischen 10 und 20 cmH_2O bewegen (91).

Oszillierende PEP-Systeme bewirken durch zusätzliche Oszillationen in der Exspiration ein Lösen von zähem Sekret von den Bronchialwänden. Allerdings führen Oszillationen bei sehr instabilen und kollapsiblen Atemwegen eher zum Bronchialkollaps, und sind dafür weniger geeignet (91).

In der Praxis haben sich PEP-Systeme, die zur Sekretmobilisation an die Kanüle appliziert werden, bewährt. Zur Applikation verschiedener Systeme sind oft Verbindungsstücke notwendig, da die meisten PEP-Systeme mit Mundstück oder Maske ausgestattet sind. Voraussetzung für eine effektive PEP-Therapie sind ausreichende kognitive Fähigkeiten der PatientInnen, um aktiv an der Therapie mitwirken zu können.

9.2.   Endotracheales Absaugen

Das endotracheale Absaugen ist eine wichtige Kompetenz der Atemphysiotherapie in der Arbeit an PatientInnen mit künstlichem Luftweg (74). Im Zuge von sekretmobilisierenden Techniken ist es notwendig, endotracheale Sekretretentionen zu entfernen (81).

Indikationen zum endotrachealen Absaugen stellen die Gewährleistung der Durchgängigkeit des Atemweges und das Entfernen von vorhandenen Sekretretentionen dar (92).

Das Absaugen sollte keine Routinemaßnahme sein, sondern nur bei bestehender Indikation durchgeführt werden (92).

9.2.1.   Der Absaugvorgang

Grundsätzlich wird der Absaugvorgang unter sterilen Bedingungen durchgeführt, was das Tragen von sterilen Handschuhen voraussetzt.

In der Literatur werden zwei Absaugtechniken beschrieben. Es wird zwischen dem tiefen und flachen Absaugmanöver unterschieden, wobei letzteres eindeutig zu bevorzugen ist. Das tiefe Absaugmanöver erfolgt über das Einführen des Absaugkatheters in den künstlichen Luftweg, bis ein Widerstand spürbar ist. In weiterer Folge wird der Katheter um einen Zentimeter zurückgezogen und unter Sog entfernt (92). Der oberflächliche Absaugvorgang findet nur im Bereich des künstlichen Luftwegs statt. Die Einführlänge setzt sich also aus der Länge der Kanüle plus der des Adapters zusammen (21, 92). Die Absaugtiefe sollte maximal den künstlichen Luftweg plus einen Zentimeter über dem Ende der Kanülenspitze betragen (93). Der Absaugkatheter wird ohne Sog eingeführt und mit Sog entfernt. Durch das oberflächliche Absaugmanöver werden Schleimhautschäden vermieden. Der Absaugvorgang sollte maximal 15 Sekunden dauern (21, 92).

In der klinischen Praxis hat sich bei massiven Sekretretentionen im künstlichen Luftweg das Einführen des Absaugkatheters mit Sog bewährt, da beim Einführen ohne Sog Sekretpfropfen in die Trachea zurückgeschoben und möglicherweise im Absaugvorgang nicht vollständig entfernt werden.

Der negative Absaugdruck sollte so niedrig wie möglich gewählt werden, aber dennoch eine effektive Sekretentfernung ermöglichen. In der Literatur werden Drücke unter 150 mmHg (92) bzw. zwischen 80 und 150 mmHg empfohlen (94, 95).

Prinzipiell sollte vor dem Absaugvorgang sichergestellt werden, dass keine gefensterte Innenkanüle vorliegt (21). In diesem Fall besteht die Gefahr, dass der Absaugkatheter beim Einführen nicht im Schaft nach unten sondern durch die Fensterung gleitet. Dieser Fall würde Schädigungen der Trachealschleimhaut nach sich ziehen.

9.2.2.   Absaugsysteme

Bei beatmeten PatientInnen unterscheidet man geschlossene und offene Absaugsysteme. Das geschlossene Absaugsystem ist nach dem künstlichen Luftweg vor dem Schlauchsystem eingebaut und erfordert keine Diskonnektion vom Respirator. Das endotracheale Absaugen über das geschlossene System gewährleistet eine kontollierte maschinelle Beatmung und Oxygenierung während des Absaugmanövers. Ein möglicher Benefit besteht bei PatientInnen mit Hypoxieneigung bzw. hohen FiO_2- und PEEP-Bedarf (92). Einerseits wird in der Literatur beschrieben, dass durch das Absaugen über ein geschlossenes System einem Sauerstoffsättigungsabfall und einer Kontamination des Absaugkatheters und daraus resultierenden Infektionen vorgebeugt wird. Weitere Studien konnten jedoch keine relevanten Unterschiede zwischen offenen und geschlossenen Systemen zeigen. Untersucht wurden Pneumonieraten und Mortalität. Auch ein geringerer Sauerstoffabfall bei geschlossenen Systemen konnte nicht eindeutig belegt werden (96).

In einer Meta-Analyse wurden keine signifikanten Unterschiede in Bezug auf bakterielle Kontamination und Kosten im Vergleich von offenen und geschlossenen Absaugsystemen gefunden (97).

9.2.3.   Absaugkatheter

Im Allgemeinen werden kleine Absaugkatheter empfohlen, da die Größe des Absaugkatheters einen höheren Einfluss auf die Lungenvolumenreduktion durch das Absaugen hat im Vergleich zur Größe des negativen Drucks über den der Sog gesteuert wird. Prinzipiell sollte der Durchmesser des Absaugkatheters 50% des Innendurchmessers der Trachealkanüle nicht überschreiten (92).

Man unterscheidet zwischen Absaugkathetern mit einer Öffnung am Ende und jene mit zusätzlichen Öffnungen an der Seitenwand am unteren Teil. Letztere werden als atraumatischer beschrieben (95).

9.2.4. Komplikationen

In der Literatur werden folgende Komplikationen genannt, die mit Absaugmanövern assoziiert werden: Hypoxämie, Infektionsgefahr, Schleimhautschäden und Atelektasen. Um eine Hypoxämie zu verhindern sollten die PatientInnen präoxygeniert werden. Durch die Hyperinsufflation mit einem Ambubeutel wird eine Verbesserung der Ventilation und eine verbesserte Oxygenierung diskutiert (74).

Weitere mögliche Komplikationen durch den Absaugvorgang sind die Reduktion der Compliance der Lunge und der funktionellen Residualkapazität (FRC), Bronchospasmen, der Anstieg des intrakraniellen Drucks (ICP), Hypo- und Hypertensionen, sowie Herzrhythmusstörungen. Ist der/die PatientIn monitorisiert, sollte auf Parameter wie Sauerstoffsättigung, Herzfrequenz und Blutdruck geachtet werden (92). Veränderungen der Herzfrequenz und des Blutdrucks können eine mögliche Folge einer Stimulation des Vagusnervs durch das endotracheale Absaugen sein (95).

9.2.5. Instillation von steriler Kochsalzlösung

In der Literatur wird vor dem Absaugmanöver eine Instillation von 5 ml 0,9%iger steriler Kochsalzlösung (Natriumchlorid) in den künstlichen Luftweg zur Lösung zäher Sekrete und folglich zur Erleichterung der Mobilisation von Sekretretentionen beschrieben (92, 96). Diese Wirkung konnte nicht eindeutig bewiesen werden. Weiters wird das Auslösen eines Hustenreflexes beschrieben. Das Instillieren von Kochsalzlösung sollte keine Routinemaßnahme sein (92, 98).

In der Praxis wird die Instillation von Kochsalzlösung vor allem bei sehr zähen Sekreten angewendet, um eine Verflüssigung des Sekrets zu erleichtern, was eine einfachere und effektivere Sekretentfernung ermöglicht (99).

9.2.6. Manuelle Hyperinflation

Durch den Absaugvorgang wird neben Sekret auch Luftvolumen entfernt, was zu Atelektasen und zu einer Hypoxämie führen kann. Um diese Komplikationen zu vermeiden und die Lunge wieder ausreichend zu belüften und zu oxygenieren, wird in der Literatur eine Hyperinflation mit einem Ambubeutel empfohlen (96).

Die Hyperinflation mit dem Respirator ist im Vergleich zur Hyperinflation mit dem Ambubeutel effektiver und führt zur besseren Oxygenierung (96).

Bei maschinell beatmeten PatientInnen wird während der manuellen Hyperinflation mit dem Ambubeutel ein PEEP-Ventil verwendet, um die funktionelle Residualkapazität aufrecht zu erhalten (96).

In der Literatur wird der Hyperinflation kein eindeutiger Benefit in Bezug auf eine verbesserte Oxygenierung bei HerzpatientInnen zugeschrieben. Weiters wird auf einen Anstieg des Blutdrucks bei kardialen PatientInnen, sowie auf einen Anstieg des intrakraniellen Drucks bei SchädelpatientInnen hingewiesen (96).

Weiters konnte kein Benefit der Hyperinflation vor dem Absaugmanöver zur Präoxygenierung gezeigt werden (100).

9.2.7. Oxygenierung

Bei einer bestehenden Hypoxämie oder Hypoxieneigung nach dem Absaugen wird eine erhöhte Gabe von Sauerstoff über 30-60 Sekunden vor dem Absaugvorgang empfohlen (92, 96).

Die Präoxygenierung und Hyperinflation mit dem Ambubeutel vor dem Absaugmanöver beugt einem Sauerstoffsättigungsabfall vor bzw. sichert die Aufrechterhaltung der Oxygenierung (82, 96).

9.3. Inhalation zur Atemgasbefeuchtung und Verbesserung der Sekretolyse

Bei PatientInnen mit künstlichem Luftweg erschweren häufig Bronchospasmen und zähe Sekrete die Sekretmobilisation.

In diesen Fällen ist es auch tracheotomierten PatientInnen möglich, Medikamente, wie Bronchodilatatoren und Mukolytika, zu inhalieren.

Bei PatientInnen mit künstlichem Luftweg werden Medikamente über Vernebler oder Dosieraerosole inhaliert (101). Die Inhalation eines Dosieraerosols besteht aus einer langsamen tiefen Inspiration mit postinspiratorischer Pause über 5-10 Sekunden zur Verbesserung der Deposition (101, 102). Die Inhalation erfolgt über die Kanüle mit einem sogenannten „Spacer" oder Vorschaltkammer (102).

Die Inhalation von Kochsalzlösungen über Vernebler bei spontan atmenden PatientInnen ermöglicht eine Befeuchtung der Atemwege und wirkt auch einer Verborkung der Trachea entgegen (3).

In der Praxis hat es sich bewährt, dass PhysiotherapeutInnen das Inhalationsmanöver über den Spacer manuell mit einem Ambubeutel unterstützen und kontrollieren, um die Inspiration zu vertiefen und eine postinspiratorische Pause zu sichern. Bei der Inhalation über die Trachealkanüle muss bedacht werden, dass eine höhere Medikamentendosis nötig ist, da durch den künstlichen Luftweg eine größere Fremdoberfläche besteht.

Bei kanülierten PatientInnen am Respirator wird die inhalative Verabreichung der Medikamente oft über die Feuchtinhalation gewährleistet. Dabei ist darauf zu achten, dass die Vernebler möglichst patientennahe im Schlauchsystem angebracht und HME-Filter entfernt werden (103).

In der klinischen Praxis hat sich bei maschinell beatmeten PatientInnen eine Unterstützung der Inspiration durch den/die AtemphysiotherapeutIn mit dem Respirator bewährt.

10. Atemmuskeltraining

Atemmuskelschwäche ist ein häufiger Grund für das Weaningversagen und verhindert ein Auflassen des Tracheostomas, da die Notwendigkeit einer Atemunterstützung gegeben ist. Ein inspiratorisches Atemmuskeltraining kann das Weaning positiv beeinflussen (75, 86, 88).

In der Literatur ist eine Muskelatrophie des Diaphragmas mit strukturellem Umbau der Muskelfasern bereits nach 72 Stunden kontrollierter maschineller Beatmung beschrieben (104).

Eine Studie von Chang et al. zeigt eine inspiratorische Atemmuskelschwäche schon nach einer kontrollierten maschinellen Beatmungsdauer über 48 Stunden. Die AutorInnen schlussfolgern, dass PatientInnen mit prolongiertem maschinellen Beatmungsbedarf von einem Atemmuskeltraining profitieren und das Weaning positiv beeinflusst wird (105).

Martin et al. zeigen in einer randomisierten kontrollierten Studie eine Erhöhung des maximalen inspiratorischen Drucks (MIP) und einen besseren Weaning Outcome durch Atemmuskeltraining mit dem Treshhold-device (106). Durch die Erhöhung des MIP wird eine Steigerung der Atemmuskelkraft abgeleitet (107). Die Intensität beträgt 30% des MIPs, wobei die Intensität täglich um 10% gesteigert wird. Das inspiratorische Atemmuskeltraining (IMT) sollte pro Tag zweimal für fünf Minuten durchgeführt werden (108).

11. Auflassen eines Tracheostomas – Dekanülierung

11.1. Allgemeines

Vor dem Auflassen eines Tracheostomas muss sicher gestellt sein, dass der/die PatientIn spontan atmet und keine Abhängigkeit von einer Atemunterstützung vorliegt (50). Eine stabile pulmonale Situation ist Voraussetzung (53, 104). Es werden verschiedene Scores und Assessments zur Beurteilung der Bereitschaft zum Weaning und zur Evaluierung der respiratorischen Situation herangezogen (2, 104). Für die Dekanülierung werden in der Literatur folgende Kriterien in Bezug auf das respiratorische System angegeben:

- Vitalkapazität über 10ml/kg Körpergewicht
- Atemzugvolumen über 5 ml/kg Körpergewicht
- Atemfrequenz unter 35/min
- PEEP-Bedarf maximal 8 cmH$_2$O
- pH-Wert gleich oder über 7,3
- PaO$_2$ über 60 mmHg
- PaCO$_2$ unter 50 mmHg
- SaO$_2$ über 90% (104)

Weitere Voraussetzungen sind die Abstinenz einer Analgosedierung und eine stabile kardiovaskuläre Situation (104).

Vor der Dekanülierung muss neben einem gesicherten Atemweg, eine ausreichende Hustenkompetenz sichergestellt und eine Schluckstörung ausgeschlossen werden (2, 53).

Wichtige Aspekte, um ein Tracheostoma aufzulösen, sind die Resensibilisierung der Trachea, des Larynx, des Pharynx, des Mund-Rachenraums und die Wiederherstellung der physiologischen Atmung über Mund und Nase durch ein adäquates Management der Entblockungszeiten. In diesem Sinne forciert man die Wiederherstellung bzw. den Erhalt der Schutzreflexe (50, 109).

In der Literatur werden vor allem zwei Techniken beschrieben, um eine mögliche Dekanülierung zu evaluieren. Es handelt sich hier einerseits um die Stoppelung der Kanüle und andererseits um die schrittweise Reduktion des Durchmessers der Trachealkanüle (2, 21).

Indem der Durchmesser der Trachelkanüle schrittweise reduziert wird, haben die PatientInnen die Möglichkeit, sich durch die zusätzliche Nasen- und Mundatmung an den gesteigerten Totraum und den erhöhten Atemwegswiderstand zu gewöhnen. In der Literatur wird beschrieben, dass anschließend intermittierend im Tagesverlauf eine Stoppelung der Trachealkanüle unter Monitoring durchgeführt wird (110). Um zu evaluieren, ob der/die PatientIn eine Stoppelung der Kanüle toleriert, wird nach dem vollständigen Entblocken der Kanüle diese mit einem Finger, unter sterilen Bendingungen, okkludiert. Es wird evaluiert ob der/die PatientIn mehrere Atemzüge über Mund und Nase ohne erhöhte Atemarbeit durchführen kann (111).

Als Alternative zur Stoppelung der Kanüle wird das Verwenden eines Sprechaufsatzes in der Literatur angeführt. Sind PatientInnen nicht in der Lage zu sprechen, oder zeigt sich ein Stridor oder Atemnot, wird eine Endoskopie der Trachea und der oberen Atemwege (subglottischer Raum und Stimmlippen) empfohlen. Gründe können Stenosen, Granulationsgewebe, Tracheomalazien oder abnormale Stimmlippenbewegungen sein (110).

Da eine Stoppelung der Kanüle für den/die PatientIn eine höhere Restriktion des Atemwegs bedeutet, besteht die Möglichkeit, bis zum endgültigen Auflassen des Tracheostomas einen sogenannten „Platzhalter" oder „Stoma-Button" einzusetzen. Dieser endet mit einer dünnen Halteplatte direkt hinter dem Tracheostoma an der Vorderwand der Trachea und hält das Tracheostoma offen. Der Platzhalter ist in der Regel am vorderen Ende verschlossen, bietet aber durch Öffnen der Stoppelung weiterhin die Möglichkeit, Sekret abzusaugen. Im Falle einer respiratorischen Verschlechterung oder Fehleinschätzung der respiratorischen Kapazität ist eine Rekanülierung möglich (50).

11.2.   Physiotherapeutische Evaluierung zur Dekanülierung

Im Dekanülierungsmanagement werden in der klinischen Praxis Messungen zur Evaluierung der Vitalkapazität (VC), des maximalen exspiratorischen Flusses (PEF) und des maximalen inspiratorischen und exspiratorischen Drucks (MIP und PEP) von AtemphysiotherapeutInnen durchgeführt.

Diese Messungen sollten stets in einer standardisierten Ausgangsstellung erhoben werden, da beispielsweise Werte in der Ausgangsstellung Stand im Vergleich zu einer Ausgangsstellung im Liegen mit Kopf-tief-Lage deutlich höher sind (112).

Weiters ist es relevant zu erwähnen, dass die im Folgenden beschriebenen Messungen an der Trachealkanüle mit vollständig geblocktem Cuff durchgeführt werden sollten, um verwertbare Ergebnisse zu erhalten (113).

11.2.1.   Evaluierung der Atemmuskelkraft

▪   MIP – Messung

Zur Evaluierung der Atemmuskelkraft wird der maximale inspiratorische Druck (MIP) gemessen. Ein Wert ab -20 bis -30 cmH$_2$O ist nötig, um eine erfolgreiche Dekanülierung zu gewährleisten (104, 114).

MIP-Messungen werden über ein Ventil mit In- und Exspirationsschenkel gemessen, welches an die Kanüle konnektiert wird. Dem/der PatientIn wird die Exspiration ermöglicht, während das Inspirationsventil über 20 Sekunden okkludiert wird. Der/die PatientIn wird aufgefordert, eine maximale Exspiration bis auf das Residualvolumen durchzuführen und anschließend 20 Sekunden eine maximale, rasche Inspiration gegen die Okklusion zu generieren. Der MIP wird über ein Manometer gemessen (106, 113).

MIP-Messungen können gleich den MEP-Messungen auch ohne die Mitarbeit der PatientInnen durchgeführt werden, indem die jeweiligen Ventile über den Zeitraum von 20 Sekunden okkludiert werden.

11.2.2. Evaluierung der Hustenkompetenz

Zur Evaluierung der Hustenkompetenz werden MEP- und PEF-Messungen durchgeführt (112).

- MEP – Messung

Um von einer erfolgreichen Dekanülierung ausgehen zu können, müssen MEP-Werte über 40 cmH$_2$O erreicht werden (111).

MEP-Messungen erfolgen ähnlich den MIP-Messungen über ein Ventil mit In- und Exspirationsschenkel an der Kanüle, während das Exspirationsventil okkludiert wird. Die maximale Inspiration bis zur totalen Lungenkapazität erfolgt über das freie Inspirationsventil, wonach der/die PatientIn aufgefordert wird, eine rasche maximale Exspiration gegen die Okklusion durchzuführen (113, 115).

Der höchste Druck wird als Richtwert verwendet (115).

- PEF – Messung

Ein weiteres wichtiges Kriterium zur Dekanülierung ist der PEF, der über 160 l/min betragen sollte, um einen effektiven und produktiven Husten zu gewährleisten (104, 114, 116). Der PEF wird in der Praxis mit einem Peak-Flow-Meter gemessen (78). Der/die PatientIn wird aufgefordert nach einer maximalen Inspiration eine forcierte Exspiration in das Gerät durchzuführen.

- Messung der Vitalkapazität

In der Literatur wird ein Mindestwert der Vitalkapazität von 1500 ml beschrieben, um einen adäquaten Husten zu garantieren (76, 78).

Die Vitalkapazität wird in der Praxis an der Kanüle mit einem Incentive Spirometer, oder genauer mit einem Spirometer, gemessen. Der/die PatientIn wird aufgefordert, nach einer maximalen Exspiration bis auf das Residualvolumen, eine maximale Inspiration durchzuführen.

11.3. Versorgung nach der Dekanülierung

Nach der Dekanülierung wird das Tracheostoma durch einen Druckverband verschlossen (117). In dieser Phase sollten die PatientInnen vor allem während eines Hustenstoßes mit den Fingern einen leichten Druck auf das abgeklebte Stoma ausüben, um Druckverluste und somit einen ineffizienten Husten zu vermeiden (21, 53).

Während das perkutan dilatative Tracheostoma im Normalfall einen Spontanverschluss zeigt, wird ein chirurgisch angelegtes Tracheostoma operativ verschlossen (53, 67).

12. Mögliches Schulungsprogramm für die kardiorespiratorische Physiotherapie im Trachealkanülenmanagement:

Die Atemphysiotherapie sollte eine zentrale Rolle in der Arbeit mit kanülierten PatientInnen einnehmen. Um adäquate therapeutische Interventionen zu gewährleisten, sollten spezielle Kenntnisse im Bereich des Trachealkanülenmanagements Voraussetzung sein.

Ein mögliches Schulungsprogramm, das zu einer Spezialisierung im Arbeitsfeld des Trachealkanülenmanagements führen könnte, wird wie folgt abgeleitet:

- Spezielle Kenntnisse über Tracheotomieverfahren und deren Besonderheiten und Vorsichtssituationen
- Kenntnisse über Trachealkanülenarten und deren Einsatzgebiete
- Cuffdruckmanagement
- Atemgasklimatisierung: Relevanz, Pathomechanismen bei einer unzureichenden Befeuchtung der Atemwege, Interventionen
- Inhalationsmanagement, Inhalationshilfen
- Besonderheiten bei PatientInnen mit einer Trachealkanüle: Atmen über den künstlichen Luftweg, Husten
- Spezielle Kenntnisse der Sekretmobilisation und Sekretentfernung bei PatientInnen mit künstlichem Luftweg; endotracheales Absaugen (korrekte Ausführung des Absaugmanövers, Erkennen möglicher Komplikationen, Absaugtiefe, Verfahren vor und nach dem Absaugen)
- Atemmuskeltraining bei evaluierter Atemmuskelschwäche
- Dekanülierungsmanagement aus Sicht der kardiorespiratorischen Physiotherapie: Evaluierung der Atemmuskelkraft und Hustenkompetenz
- Relevanz der interdisziplinären Zusammenarbeit mit unterschiedlichen Berufsgruppen: ÄrztInnen, Pflege, Logopädie

13. Abgeleitetes Eingriffskonzept der kardiorespiratorischen Physiotherapie im Trachealkanülenmanagement:

Voraussetzung, um in der klinischen Praxis eine adäquate atemphysiotherapeutische Betreuung von tracheotomierten PatientInnen gewährleisten zu können, ist die interdisziplinäre Zusammenarbeit mit unterschiedlichen Berufsgruppen, die vor allem ÄrztInnen, LogopädInnen und die Pflege mit einschließt. Um einen gründlichen Kommunikationsaustausch zu ermöglichen ist die Teilnahme an interdisziplinären Visiten zu empfehlen.

Das Evaluieren und Erkennen möglicher Komplikationen ist im Umgang mit PatientInnen mit künstlichem Luftweg auch für AtemphysiotherapeutInnen nötig, um einen Handlungsbedarf zu erkennen und nötige Interventionen einzuleiten.

Weiters sollte der/die AtemphysiotherapeutIn bei der Kanülenauswahl mit einbezogen werden.

Auch ein Kanülenwechsel sollte von AtemphysiotherapeutInnen durchgeführt werden können, wenn auch nur als Training für Notfallsituationen wie zum Beispiel den Verlust des Atemwegs.

In Punkto Cuffdruckmanagement sind Interventionen in den Deflationszeiten erforderlich. Diese Interventionen umfassen das Forcieren der Nasen- und Mundatmung, Husten mit okkludierter Kanüle und Evaluierung der Atemarbeit bei Einsatz eines Sprechventils.

Das Sekretmanagement spielt eine zentrale Rolle in der Atemphysiotherapie. Vor allem bei PatientInnen mit künstlichen Luftwegen ist es nötig, spezielle Interventionen zu leisten, um Sekret zu mobilisieren. Zur Evakuierung von Sekreten sollte das Absaugen aus dem künstlichen Luftweg eine Routinemaßnahme für AtemphysiotherapeutInnen sein. Neben der Sekretmobilisation und Sekretentfernung aus der Trachealkanüle, spielt auch die Evaluierung der Sekretbeschaffenheit eine wichtige Rolle. Zähe Sekrete können Hinweise auf eine unzureichende Befeuchtung der Atemwege geben. Fundierte Kenntnisse der Atemphysiotherapie über die adäquate Befeuchtung durch spezielle Filtersysteme, Inhalationstechniken und deren Applikationsmöglichkeiten tragen zu einer schnellen adäquaten Behandlung bei.

Im Zuge des Dekanülierungsmanagements werden die Atemmuskelkraft und die Hustenkompetenz von AtemphysiotherapeutInnen evaluiert, was, wenn nötig, ein gezieltes Atemmuskeltraining zur Folge hat.

Auch nach dem Auflassen des Tracheostomas sollten, wenn nötig, weitere Interventionen wie Sekretmanagement, ventilationsverbessernde Maßnahmen und Inhalationsschulungen durchgeführt werden.

14. Schlussfolgerung

In meiner Recherche zum Thema Trachealkanülenmanagement beim Erwachsenen konnten speziell in der kardiorespiratorischen Physiotherapie nicht ausreichend randomisierte kontrollierte Studien evaluiert werden.

Die Relevanz der Sekretmobilisation und Sekretentfernung bei PatientInnen mit künstlichem Luftweg ist eindeutig gegeben. Vor allem das endotracheale Absaugen aus dem künstlichen Luftweg ist oft in der Praxis keine Kompetenz der AtemphysiotherapeutInnen. Die Mobilisation von Sekret aus der Peripherie in zentrale Atemwege und schlussendlich in die Trachea würde ohne Intervention zu einer Kanülenobstruktion führen. Ich bin der Meinung, dass für AtemphysiotherapeutInnen das Wissen um die korrekte Durchführung eines Absaugmanövers Voraussetzung im Sekretmanagement bei tracheotomierten PatientInnen sein sollte.

Da eine Atrophie der Atemmuskulatur nach längerer Beatmungsdauer eindeutig bewiesen ist, wird in der Literatur auch ein Atemmuskeltraining bei diesem Patientengut diskutiert. Evidenzbasierte Vorgaben oder Richtlinien fehlen allerdings.

Auch spezielle Inhalationsmanöver und -techniken fallen in den Kompetenzbereich der kardiorespiratorischen Physiotherapie. Spezielle Vorschaltkammern und Techniken mit dem Ambubeutel durch den/die AtemphysiotherapeutIn effektivieren die Medikamentenverabreichung über ein Inhalationsmanöver. Auch im Bereich Inalationsmanagement bei tracheotomierten PatientInnen mangelt es an randomisierten kontrollierten Studien.

Um eine adäquate Atemphysiotherapie durchzuführen ist es oft notwendig, spezielle Verbindungsstücke oder Adapter zu verwenden. Die Produktion von Devices, die speziell für tracheotomierte oder intubierte PatientInnen geeignet sind, wäre meiner Meinung nach sinnvoll, um Zeit und möglicherweise auch Kosten zu sparen.

In der Arbeit wurde zum Thema Trachealkanülenmanagement ein Schulungsprogramm und Eingriffskonzept für PhysiotherapeutInnen abgeleitet. Meiner Meinung nach sollte eine gezielte Schulung in diesem Bereich Voraussetzung für die Arbeit mit PatientInnen mit künstlichem Luftweg sein. Das Wissen um die Besonderheiten der Tracheotomie / Tracheostomie und Komplikationen auf unterschiedlichen Ebenen ist relevant, um Risiken zu vermeiden bzw. um in Notfallsituationen adäquat handeln zu können. Da sich auch die

Hustenmechanik und Techniken der Sekretmobilisation im Vergleich zum physiologischen Luftweg unterscheiden, sehe ich die Notwendigkeit einer Spezialisierung der Atemphysiotherapie im Bereich Trachealkanülenmanagement.

Ein spezielles Thema stellt das Dekanülierungsmanagement dar. Um eine Rekanülierung zu vermeiden, ist eine ausreichende Hustenkompetenz und Atemmuskelkraft notwendig. Durch die Evaluierung von Parametern wie MIP, MEP, PEF und VC durch den/die AtemphysiotherapeutIn können im Wesentlichen die Atemmuskel- und Hustenkraft beurteilt werden. Sprechen die Ergebnisse nicht für eine Dekanülierung, sollte ein/eine AtemphysiotherapeutIn in der Lage sein, Interventionen wie Atemmuskeltraining, Sekretmobilisation und Hustenunterstützung einzuleiten und durchzuführen.

Weitere Forschungsarbeiten auf diesem Gebiet sind dringend notwendig, um der kardiorespiratorischen Physiotherapie eine zentrale Rolle im Bereich Trachealkanülenmanagement zuzuschreiben.

15. Literaturverzeichnis

(1)   Jungehülsing M, Erle-Bischoff C. Methoden der perkutanen dilatativen Tracheotomie. In: Klemm E, Nowak A, Herausgeber. Kompendium der Tracheotomie. Heidelberg: Springer-Verlag; 2012. S.24.

(2)   Marchese S, Corrado A, Scala R, Corrao S, Ambrosino N. Tracheostomy in patients with long-term mechanical ventilation: A survey. Respiratory Medicine. 2010;104:749-753.

(3)   Richter T, Sutarski S. Tracheostoma: Handhabung und Komplikationen. Anaesthesist, 2009;58(12):1261-1274.

(4)   Norrenberg M, Vincent JL. A profile of european intensive care unit physiotherapists. Intensive Care Medicine. 2000;26:988-994.

(5)   Larsen R, Dubb R, Kaltwasser A, Müller-Wolf T. Intubation, Tracheotomie und Pflege des beatmeten Patienten. In: Larsen R. Anästhesie und Intensivmedizin für die Fachpflege. 8. Auflage. Berlin Heidelberg: Springer-Verlag; 2012. S.691.

(6)   Koscielny S. Methoden der chirurgischen Tracheotomie/Tracheostomie. In: Klemm E, Nowak A, Herausgeber. Kompendium der Tracheotomie. Heidelberg: Springer-Verlag; 2012. S.36.

(7)   Thurnher D. Die Koniotomie, eine lebensrettende Notfallmaßnahme. In: Klemm E, Nowak A, Herausgeber. Kompendium der Tracheotomie. Heidelberg: Springer-Verlag; 2012. S.46.

(8)   Kramp B, Dommerich S. Tracheostomy cannulas and voice prostheses. Otorhinolaryngology-Head and Neck Surgery. 2009 May;8:1-26.

(9)   Pabst F, Haroske G. Anatomie und Topografie in Bezug zur Tracheotomie. In: Klemm E, Nowak A, Herausgeber. Kompendium der Tracheotomie. Heidelberg: Springer-Verlag; 2012. S.10-11.

(10)   Pabst F, Haroske G. Anatomie und Topografie in Bezug zur Tracheotomie. In: Klemm E, Nowak A, Herausgeber. Kompendium der Tracheotomie. Heidelberg: Springer-Verlag; 2012. S.15.

(11)   Schünke M, Schulte E, Schumacher U. Thorax: Organe des Atmungssystems und ihre Leitungsbahnen. In: Schünke M, Schulte E, Schumacher U. Prometheus: Innere Organe. 3. Auflage. Stuttgart New York: Thieme-Verlag. 2012. S.134-135.

(12)   Pabst F, Haroske G. Anatomie und Topografie in Bezug zur Tracheotomie. In: Klemm E, Nowak A, Herausgeber. Kompendium der Tracheotomie. Heidelberg: Springer-Verlag; 2012. S.13.

(13) Schünke M, Schulte E, Schumacher U. Aufbau und Embryonalentwicklung der Organsysteme im Überblick: Atmungssystem (Systema respiratorium). In: Schünke M, Schulte E, Schumacher U. Prometheus: Innere Organe. 3. Auflage. Stuttgart New York: Thieme-Verlag. 2012. S.22-23.

(14) Pabst F, Haroske G. Anatomie und Topografie in Bezug zur Tracheotomie. In: Klemm E, Nowak A, Herausgeber. Kompendium der Tracheotomie. Heidelberg: Springer-Verlag; 2012. S.14.

(15) Schünke M, Schulte E, Schumacher U. Thorax: Organe des Atmungssystems und ihre Leitungsbahnen. In: Schünke M, Schulte E, Schumacher U. Prometheus: Innere Organe. 3. Auflage. Stuttgart New York: Thieme-Verlag. 2012. S.140-141.

(16) Schünke M, Schulte E, Schumacher U. Thorax: Organe des Atmungssystems und ihre Leitungsbahnen. In: Schünke M, Schulte E, Schumacher U. Prometheus: Innere Organe. 3. Auflage. Stuttgart New York: Thieme-Verlag. 2012. S.150.

(17) Schünke M, Schulte E, Schumacher U. Thorax: Überblick und Zwerchfell. In: Schünke M, Schulte E, Schumacher U. Prometheus: Innere Organe. 3. Auflage. Stuttgart New York: Thieme-Verlag. 2012. S.74-75.

(18) Meininger D, Walcher F, Byhahn C. Tracheotomie bei Intensivmedizinischer Langzeitbeatmung: Indikationen, Techniken und Komplikationen. Chirurg. 2011;82(2):107-115.

(19) De Leyn P, Bedert L, Delcroix M, Depuydt P, Lauwers G, Sokolov Y, et al. Tracheotomy: clinical review and guidelines. European Journal of Cardio-thoracic surgery. 2007;32:412-421.

(20) Berlinghof K, Rollnik JD. Trachealkanülenmanagement. In: Rollnik JD, Herausgeber. Die neurologisch-neurochirurgische Frührehabilitation. Berlin Heidelberg: Springer-Verlag; 2013. S.180.

(21) Dawson D. Essential principles: tracheostomy care in the adult patient. British Association of Critical Care Nurses. 2014;19(2):63-72.

(22) Bause HW, Prause A. Perkutane Tracheotomie. In: Burchardi H, Larsen R, Marx G, Muhl E, Schölmerich J, Herausgeber. Die Intensivmedizin. 11. Auflage. Berlin Heidelberg: Springer-Verlag; 2011. S.352.

(23) Bause HW, Prause A. Perkutane Tracheotomie. In: Burchardi H, Larsen R, Marx G, Muhl E, Schölmerich J, Herausgeber. Die Intensivmedizin. 11. Auflage. Berlin Heidelberg: Springer-Verlag; 2011. S.353.

(24) Rumbak MJ, Newton M, Truncale T, Schwartz SW, Adams JW, Hazard PB. A prospective, randomized, study comparing early percutaneous dilational

tracheotomy to prolonged translaryngeal intubation (delayed tracheotomy) in critical ill medical patients. Critical Care Medicine. 2004;32(8):1689-1694.

(25)   Silvester W, Goldsmith D, Uchino S, Bellomo R, Knight S, Seevanayagam S, et al. Percutaneous versus surgical tracheostomy: A randomized controlled study with long-term follow-up. Critical Care Medicine. 2006;34(8):2145-2152.

(26)   Koscielny S. Methoden der chirurgischen Tracheotomie/Tracheostomie. In: Klemm E, Nowak A, Herausgeber. Kompendium der Tracheotomie. Heidelberg: Springer-Verlag; 2012. S.37.

(27)   Berlinghof K, Rollnik JD. Trachealkanülenmanagement. In: Rollnik JD, Herausgeber. Die neurologisch-neurochirurgische Frührehabilitation. Berlin Heidelberg: Springer-Verlag; 2013. S.181.

(28)   Koscielny S. Methoden der chirurgischen Tracheotomie/Tracheostomie. In: Klemm E, Nowak A, Herausgeber. Kompendium der Tracheotomie. Heidelberg: Springer-Verlag; 2012. S.39-40.

(29)   Bartels H. Techniken der Tracheotomie/Tracheostomie. Der Chirurg. 2005(5);76:507-516.

(30)   Jungehülsing M, Erle-Bischoff C. Methoden der perkutanen dilatativen Tracheotomie. In: Klemm E, Nowak A, Herausgeber. Kompendium der Tracheotomie. Heidelberg: Springer-Verlag; 2012. S.32.

(31)   Bause HW, Prause A. Perkutane Tracheotomie. In: Burchardi H, Larsen R, Marx G, Muhl E, Schölmerich J, Herausgeber. Die Intensivmedizin. 11. Auflage. Berlin Heidelberg: Springer-Verlag; 2011. S.359.

(32)   Jungehülsing M, Erle-Bischoff C. Methoden der perkutanen dilatativen Tracheotomie. In: Klemm E, Nowak A, Herausgeber. Kompendium der Tracheotomie. Heidelberg: Springer-Verlag; 2012. S.31.

(33)   Larsen R, Dubb R, Kaltwasser A, Müller-Wolf T. Intubation, Tracheotomie und Pflege des beatmeten Patienten. In: Larsen R. Anästhesie und Intensivmedizin für die Fachpflege. 8. Auflage. Berlin Heidelberg: Springer-Verlag; 2012. S.694-695.

(34)   Bause HW, Prause A. Perkutane Tracheotomie. In: Burchardi H, Larsen R, Marx G, Muhl E, Schölmerich J, Herausgeber. Die Intensivmedizin. 11. Auflage. Berlin Heidelberg: Springer-Verlag; 2011. S.355.

(35)   Larsen R, Dubb R, Kaltwasser A, Müller-Wolf T. Intubation, Tracheotomie und Pflege des beatmeten Patienten. In: Larsen R. Anästhesie und Intensivmedizin für die Fachpflege. 8. Auflage. Berlin Heidelberg: Springer-Verlag; 2012. S.696.

(36) Berlinghof K, Rollnik JD. Trachealkanülenmanagement. In: Rollnik JD, Herausgeber. Die neurologisch-neurochirurgische Frührehabilitation. Berlin Heidelberg: Springer-Verlag; 2013. S.187-188.

(37) Groves DS, Durbin CG. Tracheostomy in the critically ill: indications, timing and techniques. Critical Care. 2007;13:90-97.

(38) Freeman BD, Isabella K, Lin N, Buchman TG. Clinical intervestigations in critical care: A Meta-analysis of prospective trials comparing percutaneous and surgical tracheostomy in critically ill patients. Chest. 2000 November;118(5):1412-1418.

(39) Delaney A, Bagshaw SM, Nalos M. Percutaneous dilatational tracheostomy versus surgical tracheostomy in critically ill patients: a systemic review and meta-analysis. Critical care. 2006;10(2):1-13.

(40) Youssef TF, Ahmed MR, Saber A. Percutaneous dilatational versus conventional surgical tracheostomy in intensive care patients. North American Journal of Medical Sciences. 2011 November;3(11):508-512.

(41) Gründling M, Quintel M. Perkutane Dilatationstracheotomie: Indikationen-Techniken-Komplikationen. Anaesthesist. 2005;54(9):929-944.

(42) Scheddin A. Interdisziplinäre Rehabilitation tracheotomierter Patienten mit neurogenen Dysphagien (ND) aus sprachtherapeutischer Perspektive. In: Klemm E, Nowak A, Herausgeber. Kompendium der Tracheotomie. Heidelberg: Springer-Verlag; 2012. S.166.

(43) Braune S, Kluge S. Update Tracheotomie. Medizinische Klinik – Intensivmedizin und Notfallmedizin. 2012;107(7):543-547.

(44) Klemm E, Nowak A. Komplikationen der Tracheotomie und Strategien zu deren Vermeidung. In: Klemm E, Nowak A, Herausgeber. Kompendium der Tracheotomie. Heidelberg: Springer-Verlag; 2012. S.67.

(45) Bause HW, Prause A. Perkutane Tracheotomie. In: Burchardi H, Larsen R, Marx G, Muhl E, Schölmerich J, Herausgeber. Die Intensivmedizin. 11. Auflage. Berlin Heidelberg: Springer-Verlag; 2011. S.358.

(46) Klemm E, Nowak A. Komplikationen der Tracheotomie und Strategien zu deren Vermeidung. In: Klemm E, Nowak A, Herausgeber. Kompendium der Tracheotomie. Heidelberg: Springer-Verlag; 2012. S.69.

(47) Higgins D, Bunker N, Kinnear J. Follow-up of patients with tracheal ring fractures secondary to antegrade percutaneous dilational tracheostomy. European Society of Anaesthesiology. 2009;26:147-149.

(48) Scheddin A. Interdisziplinäre Rehabilitation tracheotomierter Patienten mit neurogenen Dysphagien (ND) aus sprachtherapeutischer Perspektive. In: Klemm E, Nowak A, Herausgeber. Kompendium der Tracheotomie. Heidelberg: Springer-Verlag; 2012. S.163.

(49) Scheddin A. Interdisziplinäre Rehabilitation tracheotomierter Patienten mit neurogenen Dysphagien (ND) aus sprachtherapeutischer Perspektive. In: Klemm E, Nowak A, Herausgeber. Kompendium der Tracheotomie. Heidelberg: Springer-Verlag; 2012. S.167.

(50) Berlinghof K, Rollnik JD. Trachealkanülenmanagement. In: Rollnik JD, Herausgeber. Die neurologisch-neurochirurgische Frührehabilitation. Berlin Heidelberg: Springer-Verlag; 2013. S.191.

(51) Scheddin A. Interdisziplinäre Rehabilitation tracheotomierter Patienten mit neurogenen Dysphagien (ND) aus sprachtherapeutischer Perspektive. In: Klemm E, Nowak A, Herausgeber. Kompendium der Tracheotomie. Heidelberg: Springer-Verlag; 2012. S.164-165.

(52) Larsen R, Dubb R, Kaltwasser A, Müller-Wolf T. Intubation, Tracheotomie und Pflege des beatmeten Patienten. In: Larsen R. Anästhesie und Intensivmedizin für die Fachpflege. 8. Auflage. Berlin Heidelberg: Springer-Verlag; 2012. S.697.

(53) Wirth M, Reiter R, Pickhard A. Versorgung von Patienten mit Kopf-Hals-Tumoren mit Hilfe von Trachealkanülen. Onkologie. 2014;20(4):358-363.

(54) Fahl A. Trachealkanülen und Kanülenpflege. In: Klemm E, Nowak A, Herausgeber. Kompendium der Tracheotomie. Heidelberg New York: Springer-Verlag; 2012. S.178.

(55) Fahl A. Trachealkanülen und Kanülenpflege. In: Klemm E, Nowak A, Herausgeber. Kompendium der Tracheotomie. Heidelberg New York: Springer-Verlag; 2012. S.179.

(56) Fahl A. Trachealkanülen und Kanülenpflege. In: Klemm E, Nowak A, Herausgeber. Kompendium der Tracheotomie. Heidelberg New York: Springer-Verlag; 2012. S.180.

(57) Fahl A. Trachealkanülen und Kanülenpflege. In: Klemm E, Nowak A, Herausgeber. Kompendium der Tracheotomie. Heidelberg New York: Springer-Verlag; 2012. S.181.

(58) Berlinghof K, Rollnik JD. Trachealkanülenmanagement. In: Rollnik JD, Herausgeber. Die neurologisch-neurochirurgische Frührehabilitation. Berlin Heidelberg: Springer-Verlag; 2013. S.189.

(59) Berlinghof K, Rollnik JD. Trachealkanülenmanagement. In: Rollnik JD, Herausgeber. Die neurologisch-neurochirurgische Frührehabilitation. Berlin Heidelberg: Springer-Verlag; 2013. S.186.

(60) Scheddin A. Interdisziplinäre Rehabilitation tracheotomierter Patienten mit neurogenen Dysphagien (ND) aus sprachtherapeutischer Perspektive. In: Klemm E, Nowak A, Herausgeber. Kompendium der Tracheotomie. Heidelberg: Springer-Verlag; 2012. S.171.

(61) Scheddin A. Interdisziplinäre Rehabilitation tracheotomierter Patienten mit neurogenen Dysphagien (ND) aus sprachtherapeutischer Perspektive. In: Klemm E, Nowak A, Herausgeber. Kompendium der Tracheotomie. Heidelberg: Springer-Verlag; 2012. S.168.

(62) Berlinghof K, Rollnik JD. Trachealkanülenmanagement. In: Rollnik JD, Herausgeber. Die neurologisch-neurochirurgische Frührehabilitation. Berlin Heidelberg: Springer-Verlag; 2013. S.190.

(63) Fahl A. Trachealkanülen und Kanülenpflege. In: Klemm E, Nowak A, Herausgeber. Kompendium der Tracheotomie. Heidelberg New York: Springer-Verlag; 2012. S.182.

(64) Fahl A. Trachealkanülen und Kanülenpflege. In: Klemm E, Nowak A, Herausgeber. Kompendium der Tracheotomie. Heidelberg New York: Springer-Verlag; 2012. S.183.

(65) Fahl A. Trachealkanülen und Kanülenpflege. In: Klemm E, Nowak A, Herausgeber. Kompendium der Tracheotomie. Heidelberg New York: Springer-Verlag; 2012. S.184.

(66) Johnson DC, Campbell SL, Rabkin JD. Tracheostomy tube manometry: evaluation of speaking valves, capping and need for downsizing. The Clinical Respiratory Journal. 2009;3(1):8-14.

(67) Berlinghof K, Rollnik JD. Trachealkanülenmanagement. In: Rollnik JD, Herausgeber. Die neurologisch-neurochirurgische Frührehabilitation. Berlin Heidelberg: Springer-Verlag; 2013. S.192.

(68) Schwabbauer N, Larsen R. Atemtherapie. In: Larsen R. Anästhesie und Intensivmedizin für die Fachpflege. 8. Auflage. Berlin Heidelberg: Springer-Verlag; 2012. S.675.

(69) Schwabbauer N, Larsen R. Atemtherapie. In: Larsen R. Anästhesie und Intensivmedizin für die Fachpflege. 8. Auflage. Berlin Heidelberg: Springer-Verlag; 2012. S.676.

(70) Oczenski W. Anfeuchtung und Erwärmung des Atemgases (Atemgaskonditionierung). In: Oczenski W, Herausgeber. Atmen-Atemhilfen: Atemphysiologie und Beatmungstechnik. 9. Auflage. Stuttgart: Thieme-Verlag; 2012. S.492.

(71) Schwabbauer N, Larsen R. Atemtherapie. In: Larsen R. Anästhesie und Intensivmedizin für die Fachpflege. 8. Auflage. Berlin Heidelberg: Springer-Verlag; 2012. S.677.

(72) Koscielny S. Methoden der chirurgischen Tracheotomie/Tracheostomie. In: Klemm E, Nowak A, Herausgeber. Kompendium der Tracheotomie. Heidelberg: Springer-Verlag; 2012. S.42.

(73) Oczenski W. Anfeuchtung und Erwärmung des Atemgases (Atemgaskonditionierung). In: Oczenski W, Herausgeber. Atmen-Atemhilfen: Atemphysiologie und Beatmungstechnik. 9. Auflage. Stuttgart: Thieme-Verlag; 2012. S.494.

(74) Ciesla ND. Chest physical therapy for patients in the intensive care unit. Journal oft he American Physical Therapy Association. 1996 June;76(6):609-625.

(75) Ambrosino N, Venturelli E, Vagheggini G, Clini E. Rehabiliatation, weaninig and physical therapy strategies in chronic critically ill patients. European respiratory journal. 2012;39(2):487-492.

(76) Bach JR. Mechanical insufflation-exsufflation: comparison of peak exspiratory flows with manually assisted and unassisted coughing techniques. Chest. 1993 November;104(5):1553-1562.

(77) Kang SW, Bach JR. Maximum insufflation capacity. Chest. 2000 July;118(1):61-65.

(78) Bach JR, Smith WH, Michaels J, Saporito L, Alba AS, Dayal R. Airway secretion clearance by mechanical exufflation for post-poliomyelitis ventilator-assisted individuals. Archives of physical medicine and rehabilitation. 1993;74(2):170-177.

(79) Guérin C, Bourdin G, Leray V, Delannoy B, Bayle F, Germain M, et al. Performance oft he CoughAssist insufflation-exsufflation device in the presence of an endotracheal tube of tracheostomy tube: a bench study. Respiratory Care. 2011 August;56(8):1108-1114.

(80) Homnick DN. Mechanical insufflation-exsufflation for airway mucus clearance. Respiratory Care. 2007 October;52(10):1296-1307.

(81) Berney S, Haines K, Denehy L. Physiotherapy in critical care in Australia. Cardiopulmonary Physical Therapy Journal. 2012 March;23(1):19-25.

(82) Denehy L. The use of manual hyperinflation in airway clearance. European Respiratory Journal. 1999;14:958-965.

(83) Barker M, Adams S. An evaluation of a single chest physiotherapy treatment on mechanically ventilated patients with acute lung injury. Pysiotherapy research international. 2002;7(3):157-169.

(84) Choi JSP, Jones AYM. Effects of manual hyperinflation and suctioning on respiratory mechanics in mechanically ventilated patients with ventilator-associated pneumonia. Australian Journal of Physiotherapy. 2005;51:25-30.

(85) McCarren B, Chow CM. Manual hyperinflation: a description of the technique. 1996;42(3):203-208.

(86) Gosselink R, Bott J, Johnson M, Dean E, Nava S, Norrenberg M, et al. Physiotherapy for adult patients with critical illness: recommendations of the European Respiratory Society and European Society of Intensive Care Medicine: Task Force on physiotherapy for critically ill patients. Intensive Care Medicine. 2008;34:1188-1199.

(87) Paulus F, Binnekade JM, Vroom MB, Schultz MJ. Benefits and risks of manual hyperinflation in intubated and mechanically ventilated intensive care unit patients: a systematic review. Critical care. 2012; 16:1-11.

(88) Ambrosino N, Janah N, Vagheggini G. Physiotherapy in critically ill patients. Portuguese journal of pulmonology. 2011;17(6):283-288.

(89) Ambrosino N, Clini E. Early physiotherapy in the respiratory intensive care unit. Respiratory Medicine. 2005;99:1096-1104.

(90) Sancho J, Servera E, Vergara P, Marin J. Mechanical insufflation-exsufflation vs. tracheal suctioning via tracheostomy tubes for patients with amyotrophic lateral sclerosis. American Journal of Physical Medicine & Rehabilitation. 2003 Oktober;82(10):750-753.

(91) Volsko TA. Airway Clearance Therapy: Finding the Evidence. Respiratory Care. 213 October; 58(10):1669-1678.

(92) American Association for Respiratory Care, Restrepo RD, Brown CJM, Hughes JM. Endotracheal suctioning of mechanically ventilated patients with artificial airways 2010. Respiratory care. 2010 June,55(6):758-764.

(93) Pate MF, Zapata T. How deep should I go when I suction an endotracheal tube (ETT) or tracheostomy tube (TT)?. Critical Care Nurse. 2002; 22:130-131.

(94) Kelleher S. An observational study on the open-system endotracheal suctioning practices of critical care nurses. Journal of Clinical Nursing. 2008;17:360-369.

(95) Day T, Wainwright SP, Wilson-Barnett J. An evaluation of a teaching intervention to improve the practice of endotracheal suctioning in intensive care units. 2001;10:682-696.

(96) Brooks D, Anderson CM, Carter MA, Downes LA, Keenan SP, Kelsey CJ. Clinical practice guidelines for suctioning the airway oft the intubated and nonintubated patient. Canadian Respiratory Journal. 2001 Mai/Juni;8(3):163-181.

(97) Jongerden IP, Rovers MM, Grypdonck MH, Bonten MJ. Open and closed endotracheal suction systems in mechanically ventilated intensive care patients: A meta-analysis. Critical Care Medicine. 2007;35(1):260-270.

(98) Chau J, Thompson DR, Chan D, Chung L, Au WL, Tam S, et al. An evaluation of the implementation of a best practice guideline on tracheal suctioning in intensive care units. International Journal of Evidence Based Healthcare. 2007;5:354-359.

(99) Sole ML, Bayers JF, Ludy JE, Zhang Y, Banta CM, Brummel K. A multisite survey of suctioning techniques and airway management practices. American Journal of Critical Care. 3003; 12(3):220-230.

(100) Overend TJ, Anderson CM, Brooks D, Cicutto L, Keim M, McAuslan D. Updating the evidence base for suctioning adult patients: A systematic review. 2009 Mai/Juni;16(3):6-17.

(101) Voshaar T, App EM, Berdel D, Buhl R, Fischer J, Gessler T. Empfehlungen für die Auswahl von Inhalationssystemen zur Medikamentenverabreichung. Pneumologie. 2001;55:579-586.

(102) Meeker DP, Stelmach K. Modification oft the spacer device: Use in the patient with artificial airway. Chest. 1992 October;102(4):1243-1244.

(103) Schwabbauer N, Larsen R. Atemtherapie. In: Larsen R. Anästhesie und Intensivmedizin für die Fachpflege. 8. Auflage. Berlin Heidelberg: Springer-Verlag; 2012. S.681.

(104) Boles J-M, Bion J, Connors A, Herridge M, Marsh B, Melot C. Task force: weaning from mechanical ventilation. European Respiratory Journal. 2007;29(5):1033-1056.

(105) Chang AT, Boots RJ, Brown MG, Paratz J, Hodges PW. Reduced inspiratory muscle endurance following successful weaning from prolonged mechanical ventilation. Chest. 2005; 128(2):553-559.

(106) Martin AD, Smith BK, Davenport PD, Harman E, Gonzalez-Rothi RJ, Baz M. Inspiratory muscle strength training improves weaning outcome in failure to wean patients: a randomized trial. Critical Care. 2011;15:1-12.

(107) Moodie L, Reeve J, Elkins M. Inspiratory muscle training increases inspiratory muscle strength in patients weaning from mechanical ventilation: a systemic review. Journal of Physiotherapy. 2011;57:213-221.

(108) Cader SA, Gomes de Souza Vale R, Castro JC, Bacelar SC, Biehl C, Gomes MCV, et al. Inspiratory muscle training improves maximal inspiratory pressure and may assist weaning in older intubated patients: a randomized trial. Journal of Physiotherapy. 2010;56:171-177.

(109) Scheddin A. Interdisziplinäre Rehabilitation tracheotomierter Patienten mit neurogenen Dysphagien (ND) aus sprachtherapeutischer Perspektive. In: Klemm E, Nowak A, Herausgeber. Kompendium der Tracheotomie. Heidelberg: Springer-Verlag; 2012. S.170.

(110) O'Connor HH, White AC. Tracheostomy decannulation. Respiratory Care. 2010 August;55(8):1076-1081.

(111) Kent CL. Tracheostomy decannulation. Respiratory Care. 2005 April;50(4):538-541.

(112) Badr C, Elkins MR, Ellis ER. The effect of body position on maximal expiratory pressure and flow. Australian Journal of Physiotherapy. 2002; 48:95-102.

(113) Vitacca M, Paneroni M, Bianchi L, Clini E, Vianello A, Ceriana P, et al. Maximal inspiratory and expiratory pressure measurement in tracheotomised patients. European respiratory journal. 2006;27(2):343-349.

(114) MacIntyre NR. Respiratory mechanics in the patient who is weaning from the ventilator. Respiratory care. 2005 February;50(2):275-284.

(115) Vallverdú I, Calaf N, Subirana M, Net A, Benito S, Mancebo J. Clinical characteristics, respiratory functional parameters, and outcome of a two-hour T-piece trial in patients weaning from mechanical ventilation. American Journal Respiratory Care Medicine. 1998;158:1855-1862.

(116) Bach JR, Saporito LR. Criteria for extubation and tracheostomy tube removal for patients with ventilatory failure. Chest; 1996 December;110(6):1566-1571.

(117) Grasl MC, Erovic BM. Tracheostomaverschluss: Durchführung, Fehler, Gefahren und Komplikationen. In: Klemm E, Nowak A, Herausgeber. Kompendium der Tracheotomie. Heidelberg: Springer-Verlag; 2012. S.53.

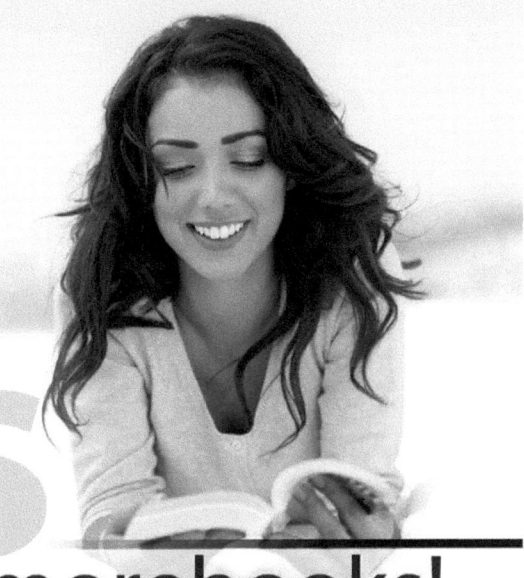
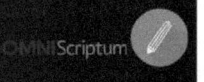

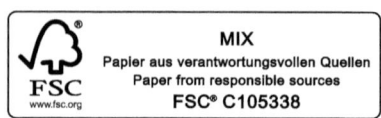